GOUVERNEMENT GÉNÉRAL DE L'ALGERIE

SERVICES DE LA SANTÉ ET DE L'HYGIÈNE

RECUEIL
DE
DOCUMENTS
RELATIFS
AUX
MESURES A PRENDRE CONTRE LE CHOLÉRA

ALGER, SEPTEMBRE 1910

ALGER
IMPRIMERIE ORIENTALE, FONTANA FRÈRES & Cie
3, RUE PELISSIER, 3
1910

GOUVERNEMENT GÉNÉRAL DE L'ALGÉRIE

SERVICES DE LA SANTÉ ET DE L'HYGIÈNE

RECUEIL

DE

DOCUMENTS

RELATIFS

AUX

MESURES A PRENDRE CONTRE LE CHOLÉRA

ALGER, SEPTEMBRE 1910

ALGER
IMPRIMERIE ORIENTALE, FONTANA FRÈRES & Cie
3, RUE PÉLISSIER, 3

1910

AVANT-PROPOS

La lutte contre le choléra, la peste et la fièvre jaune est régie par la loi du 3 mars 1822, qui prévoit des mesures extraordinaires, sous la direction d'autorités sanitaires, armées de pouvoirs les plus étendus. Mais l'application des dispositions de cette loi ne peut se faire qu'en suite d'un décret qui la rend exécutable sur une portion du territoire qui est déclarée contaminée.

D'autre part, le décret du 5 août 1908, qui rend applicable en Algérie la loi du 15 février 1902 sur la protection de la santé publique, prévoit, en son article 7, les mesures propres à empêcher la propagation d'une épidémie menaçant tout ou partie de la Colonie, mesures qui ne sont exécutoires qu'après promulgation d'un décret spécial.

En présence de la marche envahissante du choléra, qui, de Russie, s'étend peu à peu sur l'Europe, le Ministre de l'Intérieur, s'appuyant sur les deux lois précitées, a, en août 1909, et tout récemment (1er août 1910), fait signer un décret permettant, avant même que le territoire soit atteint, de prendre toutes mesures préventives, sinon contre l'importation du mal, du moins contre son extension. Ce décret est naturellement applicable à l'Algérie, et, par dépêche en date du 20 août dernier, le Ministre de l'Intérieur a invité le Gouverneur général à appliquer sans tarder les dispositions contenues dans ce décret. Ce décret prévoit la désignation, par le Préfet, d'un délégué départemental, qui a la direction, le contrôle et la responsabilité de l'application des mesures; il doit, sous l'autorité du Préfet, s'entendre avec les sous-préfets et maires pour l'exécution de toutes ses prescriptions.

*
**

En conformité de ces instructions, ont été désignés comme délégués départementaux: à Alger, M. le docteur L. Raynaud, chef du Service Sanitaire, chargé de la désinfection départementale; à Oran, M. le docteur Brégeat, directeur de la Santé, et à Constantine, M. le docteur L. Piquet, médecin des épidémies.

Afin d'obtenir une unité d'action dans les mesures à prendre dans les trois départements, les délégués d'Oran et de Constantine sont venus conférer à Alger; ceux-ci, après s'être mis d'accord sur les grandes lignes à suivre, ont demandé au Directeur d'Alger de rédiger une notice sur l'état actuel de la question du choléra et d'indiquer, avec détails même, le programme qui pourrait être appliqué dans la Colonie. Ils ont pensé que ce travail faciliterait la tâche des maires, administrateurs et médecins qui seraient appelés à participer éventuellement aux mesures.

On a cru devoir y joindre, comme il avait été fait en 1907 pour la peste, les textes législatifs applicables dans la lutte contre les épidémies.

Alger, 4 septembre 1910.

Dr L. RAYNAUD.

NOTIONS SUR LE CHOLÉRA

d'après les derniers travaux

Programme de la Défense Sanitaire qui pourrait être appliqué en Algérie

---

I. — LE VIBRION CHOLERIQUE.

Le choléra est causé par un vibrion découvert en 1884 par Koch ; c'est un bâtonnet légèrement incurvé (bacille virgule) qu'on trouve régulièrement dans les selles, et assez fréquemment aussi dans les vomissements des malades ; mais ce bacille est très polymorphe et se présente sous de nombreuses variétés. A côté du vibrion qu'on rencontre chez les cholériques pendant les épidémies, il existe des bacilles para-cholériques, c'est-à-dire voisins de celui-ci, dans l'intestin des hommes sains et même dans les eaux.

Dans ces conditions, le diagnostic d'un cas de choléra doit, non seulement s'appuyer sur les phénomènes cliniques, mais encore sur des recherches de laboratoire, des cultures et des réactions bactériologiques assez longues et nombreuses.

Dans la pratique, cependant, et en temps d'épidémie, comme toutes les variétés de vibrions qui peuvent infecter l'homme déterminent des affections qui sont contagieuses, le médecin doit, en présence de diarrhée, vomissements avec symptômes généraux graves, prendre sans tarder toutes les mesures de prophylaxie.

On peut faire un examen ex-temporané en écrasant entre deux lamelles un des grains riziformes des selles que l'on colore avec la solution de Ziehl diluée ; la présence de vibrions très nombreux en culture presque pure autorise déjà des mesures ; mais il est préférable d'ensemencer un peu de matières dans du bouillon peptoné qui, à la température ordinaire, mais mieux encore à 37°, donne, vers la huitième heure, un voile à la surface. Celui-ci est constitué par le vibrion cholérique, qu'il est alors possible d'identifier par différents procédés. Un des plus simples, à la portée de tous, est la réaction du rouge choléra, qui s'obtient en versant dans la culture de l'acide sulfurique absolument pur ; la solution se colore en rose violet.

Vitalité du bacille. — Le vibrion cholérique a une grande vitalité ; il peut persister longtemps dans le lait, le beurre, plus d'un an dans l'eau stérilisée, quatre-vingt-un jours dans l'eau de mer.

Le froid ne le détruit pas, on l'a trouvé six fois sur cent dans la glace à Saint-Pétersbourg ; sa présence dans l'eau d'alimentation provoque des épidémies massives et très meurtrières, mais au bout de quelques semaines, sa virulence s'atténue spontanément. La dessication, la lumière, la chaleur à + 60° stérilise assez rapidement le bacille.

Le vibrion cholérique dans le tube digestif de l'homme. — Le vibrion cholérique se cultive facilement dans les milieux neutres ou alcalins ; aussi se développe-t-il rapidement chez les individus atteints de catarrhe gastrique ; au contraire, l'hyperchlorhydrie, ou l'ingestion d'aliments acides, tels que la limonade lactique, font perdre au microbe sa virulence.

Le vibrion qui, en général, disparaît des selles à la convalescence, peut, dans certains cas, persister dans l'intestin assez longtemps après la guérison : Olitoff, à Saint-Pétersbourg, a pu déceler, dans un tiers des cas, des vibrions de deux à dix-sept jours après la guérison apparente ; Filoff considère que les déjections cholériques maintenues humides, à l'ombre et à l'obscurité, peuvent être encore dangereuses pendant trois mois.

Mais, à côté de ces porteurs convalescents de bacilles, une notion nouvelle, signalée dès 1892 par Koch à l'occasion de l'épidémie de Hambourg, s'est élevée, qui complique singulièrement la tâche des hygiénistes, *c'est celle des porteurs sains de bacilles.* A Saint-Pétersbourg, sur deux mille quatre cents personnes ayant vécu pendant trois mois dans la même enceinte que six cents cholériques, on constata, l'an dernier, des vibrions typiques cent vingt-cinq fois.

On peut dire, en général, que le vibrion se rencontre cinq fois sur cent, et, parfois, pendant dix jours, chez des gens en excellente santé et vivant dans l'entourage des cholériques.

On n'admet pas, jusqu'à présent, qu'il y ait des porteurs chroniques dans le choléra, comme dans la fièvre typhoïde ; cependant, l'histoire des six pèlerins musulmans morts, en 1905, au Lazaret de Tor, d'affection banale, et chez lesquels on a découvert le vibrion cholérique, alors qu'ils étaient partis depuis plusieurs mois de leur pays, où le choléra est à l'état endémique, permettrait d'expliquer la reviviscence des épidémies longtemps après leur extinction.

II. — MESURES GENERALES POUR PREVENIR OU COMBATTRE L'EPIDEMIE

On ne peut donc être assuré, quelle que soit la rigueur des mesures prises dans les ports et aux frontières terrestres, d'empêcher le choléra de pénétrer dans un pays. S'il est facile d'arrêter un voyageur atteint de choléra au moment de la visite sanitaire, il n'est pas possible de retenir tous les porteurs de germes de bonne santé apparente qui circulent.

Les quarantaines d'autrefois, dont l'efficacité n'a jamais été absolue, n'ont plus de raison d'être à notre époque où les relations entre les pays les plus éloignés sont si fréquentes, où le nombre des voyageurs est si grand que le moindre obstacle à la circulation entraînerait des perturbations économiques incalculables. La science a, d'autre part, mis à la disposition des hygiénistes, des moyens puissants, pour, sinon prévenir les manifestations des maladies pestilentielles, du moins en atténuer les effets, et en enrayer l'extension.

La prophylaxie du choléra doit viser à la fois le malade et le terrain.

Rechercher les malades et les suspects, dépister les premiers cas dès leur apparition, les isoler, isoler les gens qui ont pu être en contact avec eux pour faire disparaître les germes qu'ils répandent autour d'eux avec leurs déjections, c'est le rôle des médecins.

Rendre le territoire impropre à la culture des vibrions cholériques, assainir les villes, détruire toutes les causes de propagation de la maladie, tel est le devoir qui incombe aux autorités administratives, et spécialement aux maires.

Le choléra peut arriver en Algérie par voie de mer ou par les frontières de la Tunisie ou du Maroc, si ces deux pays venaient à être contaminés.

*
**

Mesures à prendre dans les Ports.

Ces mesures relèvent du Service Sanitaire Maritime, qui doit s'entendre et se mettre en rapports avec le Délégué départemental.

Deux cas peuvent se présenter : le navire arrive avec un ou des cholériques dans un port à lazaret ou dans un port qui en est démuni.

Dans la première hypothèse, le navire doit être dirigé sur le lazaret, sans aucune hésitation.

Un malade est-il constaté sur un navire dans un port éloigné d'Alger ? Si, aux environs de la ville, il existe une installation suffisamment éloignée et présentant, ainsi que le personnel, toutes les garanties désirables (1), il paraît humain et conforme aux règlements internationaux d'y débarquer ce cholérique, alors qu'il y a encore espoir de le sauver et d'éviter la contamination de tout le reste des passagers et de l'équipage.

Voici les instructions qui ont été données au personnel sanitaire maritime d'Alger :

(1) Le Fort de Mers-el-Kebir qui, en 1884, a servi pour les cholériques, pourrait être utilisé encore dans les mêmes conditions.

INSTRUCTIONS POUR LE SERVICE SANITAIRE

Tous les navires provenant des régions contaminées resteront, pendant leur séjour dans le port d'Alger, sous la surveillance sanitaire, quels que soient la teneur de leur patente et l'état sanitaire du bord. Tous les hommes de l'équipage seront chaque jour visités individuellement par le médecin de service.

I. — Le navire se présente avec un ou des malades atteints ou suspects de choléra.

1° Rôle du Pilote:

Le pilote demande la provenance du navire ; s'il y a des malades, il le mouille hors du port, sans monter à bord.

2° Rôle de la Santé:

a) Informer immédiatement le Directeur ou le médecin de service ;

b) Envoyer garder le navire le long du bord par un canotier avec consigne de :

1° Empêcher le pilote de descendre, si, par erreur, il est monté à bord ;

2° Les canots d'approcher et quiconque de monter.

3° Rôle du Médecin:

Mesures applicables aux malades et passagers :

a) Passer une visite médicale individuelle et minutieuse de l'équipage et des passagers ;

b) Si le cas de choléra est confirmé, voire même suspect, prévenir le laboratoire de bactériologie pour prélèvement de produits suspects et donner ordre au capitaine du navire d'aller mouiller à Matifou, pour débarquer malades et passagers.

Le linge sale et effets à usage considérés comme contaminés sont désinfectés ; il est statué ensuite sur le sort des passagers et de l'équipage d'après leur état de santé. Ceux qui sont autorisés à rejoindre leur domicile reçoivent un passeport sanitaire et restent soumis à une surveillance n'excédant par cinq jours.

Mesures contre le navire :

La literie et les vêtements de l'équipage sont passés à l'étuve, ainsi que toute la literie des cabines où se trouvaient les malades.

Quand toutes ces opérations de désinfection sont terminées, le navire est autorisé à s'amarrer dans le port, au poste d'isolement. Il sera défendu aux hommes d'équipage de descendre à terre, sauf pour raison de service, de laisser s'écouler ou jeter dans les eaux du port les déjections humaines, à moins de désinfection préalable. Si l'eau potable est suspecte, elle est renouvelée après toutes les précautions d'usage.

II. — Un cas de choléra est signalé sur un navire pendant son séjour dans le port.

1° La Santé avise le Directeur ou le médecin de service ;

2° Le navire est mis en isolement complet, et aussitôt que possible mouillé dans la baie de l'Agha.

3° Le médecin examine le malade, prélève ou fait prélever des produits suspects (déjections) pour être adressées au laboratoire de bactériologie ;

4° Si un premier examen ex-temporané révèle que le cas est du choléra, sans attendre le résultat des cultures, le navire est dirigé sur Matifou, où il est procédé comme dans le chapitre précédent.

La Santé prend le nom de toutes les personnes qui ont pu être en contact avec le bord, les fait désinfecter à la station sanitaire et les soumet à une surveillance de cinq jours. La visite peut être faite à la Santé à huit heures tous les matins, ou à la Mairie d'Alger à 10 heures matin et à 4 heures soir.

Alger, 25 août 1910. Dr L. R.

Le Directeur ou le médecin de service avise le Gouvernement général (Intérieur), le Préfet et le Maire, des événements survenus et des mesures prises.

***

Mesures à prendre aux frontières de terre.

L'administration coloniale fera connaître aux autorités du territoire contaminé les mesures qui seront prises à l'encontre des voyageurs, des vêtements, du linge sale, literie, chiffons, drilles, fruits et légumes poussant au ras du sol.

Le Délégué départemental s'entendra avec les autorités intéressées — Guerre, Douanes, Commissariats de police, etc. — pour assurer la surveillance des voyageurs au passage des routes faisant communiquer les deux pays voisins. Un poste sera établi, dont le personnel et le matériel (ambulance, laboratoire, désinfection), variera avec l'importance de la station frontière.

S'il s'agit d'une gare, ce poste comprenra un médecin civil ou militaire assisté d'un interne, de gardes en nombre variable, et d'un commissaire de police ou de gendarmes. La visite des voyageurs se fera rapidement pendant la vérification douanière ; les malades et les suspects seront isolés dans des locaux préparés à cet effet, ainsi qu'il sera indiqué plus loin ; des dispositions auront été prises pour l'examen médical des produits soupçonnés dangereux, ou leur prélèvement aux fins d'examen bactériologique.

Suivant les circonstances, les voyageurs sains recevront une carte sanitaire ; leurs bagages seront autorisés à passer, sauf le linge sale, qui sera conservé pour être désinfecté. Le chef de train et les employés de chemin de fer devront continuer à exercer, en cours de route, une surveillance attentive sur tous les voyageurs ; les w.-c. seront fréquemment arrosés de crésylol et de chlorure de chaux, l'eau pure et saine sera livrée à discrétion dans les lavatory.

La surveillance sera autrement difficile dans les zones soumises à l'autorité militaire (régions sahariennes et frontière marocaine) ; elle s'inspirera des indications générales de cette note et des circonstances locales.

*
**

Mesures à prendre si un ou plusieurs cas de choléra étaient signalés en Algérie.

Les maires ont été avisés par les préfets d'avoir à signaler au délégué départemental tout fait pouvant intéresser la santé publique. Les médecins ont été priés de faire aussitôt que possible la déclaration des cas, même suspects, de maladie cholériforme ; une note, parue dans les journaux, a rappelé aux logeurs et aux citoyens la même obligation.

Prévenu immédiatement, le délégué départemental doit, si le cas lui paraît cliniquement être de choléra, isoler le malade et l'entourage de celui-ci, faire prélever des déjections pour l'examen bactériologique. Cet examen se fera à Alger, par l'Institut Pasteur ; à Oran et Constantine, par les laboratoires des hôpitaux militaires désignés à cet effet par le Ministre de l'Intérieur.

C'est une erreur de croire que le choléra se manifeste toujours par des symptômes à grand fracas : collapsus, crampes, vomissements et diarrhée suivis le plus souvent de mort. Il existe des formes très atténuées, marquées par de la simple diarrhée, de la dysenterie, avec ou sans phénomènes généraux. Tous les malaises intestinaux doivent être surveillés, et quand ils se montrent dans une maison où un cas de choléra clinique a été constaté, ils doivent être signalés à l'autorité ; le microscope décèle alors souvent le vibrion cholérique. Ne pas oublier non plus les porteurs sains de bacilles.

LOCAUX D'ISOLEMENT

Une commission comprenant M. le Médecin-inspecteur du Service de Santé du XIXe corps d'armée, l'Inspecteur général des Services d'Assistance et le chef des Services de la Santé et de l'Hygiène de la Colonie, a présenté au Gouverneur général une série de propositions au sujet des locaux devant servir éventuellement de lazarets. Il a été admis que :

1° Les malades atteints de maladies pestilentielles ne doivent pas être reçus dans les établissements hospitaliers permanents civils ou miitalires, dont aucun ne présente des garanties suffisantes pour leur isolement effectif, mais placés et traités dans des installations spéciales, dites lazarets ou ambulances.

2° L'autorité administrative aura la charge d'assurer le traitement des malades civils, et le Service de Santé de l'armée celui des militaires, sauf toutefois dans les localités dépourvues de façon constante de personnel médical civil, et où le Département de la Guerre assure tous les services d'assistance publique (1).

3° La création de ces ambulances devra être prévue à l'avance pour tous les centres d'une certaine importance, de façon à ce que leur fonctionnement puisse être obtenu très rapidement ; les municipalités ou le service de la Guerre devront mettre à la disposition des autorités sanitaires des locaux pouvant convenir, tels que fondoucks, ouvrages de fortifications déclassés, magasins ou entrepôts disponibles, etc., et autour desquels, en cas d'insuffisance, pourraient être installés soit des tentes, soit des abris de fortune variant d'espèce avec les régions.

4° A défaut de locaux de cet ordre, il y aurait lieu de déterminer des emplacements susceptibles de se prêter à l'édification de baraquements ou d'abris, et présentant, d'une façon générale, les conditions qui seront indiquées plus loin.

5° Il est bien entendu que l'autorité militaire facilitera sa tâche à l'autorité civile, soit en lui permettant de disposer d'un emplacement convenable situé dans une zone militaire, soit en lui cédant à l'occasion du personnel et du matériel. Par réciprocité, les municipalités devront tenir à cœur de prêter au service de la Guerre leur concours le plus absolu pour les installations que celui-ci aurait à créer pour les militaires ou les civils.

En conséquence, à Alger et Constantine, qui possèdent des hôpitaux de contagieux, à Oran, où le Dispensaire peut, comme en 1907 pour la peste, être transformé en lazaret, les cholériques seront transportés dans ces établissements ; la famille et tous les

---

(1) 1° Centres et territoires dépourvus de médecins civils, et dans lesquels l'autorité militaire, en cas d'épidémie, a à prévoir et à assurer, en outre du traitement de ses propres malades, celui des malades civils :

Division d'Alger : Fort-National, Bou-Saâda et le territoire militaire.

Division d'Oran : Bedeau, Le Kreider, Sebdou, Aflou, Marnia et les territoires militaires d'Aflou et de Marnia.

Division de Constantine : Territoire militaire de Tébessa (ville non comprise).

Territoires du Sud : Territoire de Ghardaïa (cercles de Djelfa, Laghouat, Ghardaïa), territoire d'Aïn-Sefra (cercles de Géryville, Mécheria, Colomb-Béchard, annexes d'Aïn-Sefra et Beni-Ounif); territoire de Touggourt (cercle de Touggourt, annexes de Biskra (ville non comprise) et d'El-Oued) ; territoire des Oasis.

2° Il existe dans chacun des trois départements un certain nombre de Places de Garnison, à effectifs peu importants, où le Service de Santé militaire est assuré par des médecins civils requis; une seule ambulance mixte sera installée dans ces localités, par les soins de l'autorité administrative, avec le concours de l'armée s'il est nécessaire :

Département d'Alger : Douéra, Dra-el-Mizan.

Département d'Oran : Frenda, Zemmora, Ammi-Moussa, Aïn-el-Hadjar.

Département de Constantine : Akbou, Collo, El-Milia.

3° Dans toutes les autres villes, deux ambulances distinctes seront prévues, l'une pour les civils, l'autre pour les militaires.

gens qui ont pu être en contact avec le malade seront aussi mis en observation dans des salles spéciales. L'examen bactériologique des fèces de ces derniers, qui demande de sept à huit heures, permettra de rendre à la circulation ceux qui auront été reconnus indemnes ; quant aux porteurs de bacilles, ils seront conservés jusqu'à ce qu'une nouvelle épreuve ait démontré qu'ils ne sont plus dangereux.

Dans certains cas, il sera nécessaire d'évacuer la maison entière pour la désinfecter et l'assainir ; il est bien évident qu'en de pareilles circonstances, les habitants devront être logés et nourris par l'administration et indemnisées de leurs journées de travail perdues. Il sera parlé plus loin des moyens à employer pour la désinfection.

Dans les autres villes, les maires seront invités à prévoir, dès maintenant, toutes les dispositions nécessaires pour assurer l'isolement éventuel des malades contagieux ; le matériel sera préparé et le personnel désigné à l'avance.

Enfin, il peut se faire que quelque cas soit signalé dans une région éloignée d'un centre important ; comme il n'est pas admissible que les cholériques soient transportés à distance, chaque délégué départemental doit avoir en réserve du matériel tout prêt à être envoyé sur les lieux contaminés (1).

Si, pour des raisons diverses, le malade ne pouvait être transporté à l'ambulance, l'isolement pourra être établi à domicile, mais le médecin prendra les précautions les plus minutieuses pour qu'une seule personne soit autorisée à donner les soins, et la désinfection constante de tous les produits dangereux devra être assurée. La maison sera surveillée, et toute personne qui viendrait à enfreindre les prescriptions des autorités sanitaires poursuivie d'après la loi du 3 mars 1822.

---

(1) Voici la composition de l'ambulance mobile déjà organisée par le Service Sanitaire d'Alger, et dont le matériel a été tiré du Lazaret de Matifou. Le personnel est déjà désigné ; il comprend un médecin, un ou deux internes et plusieurs infirmiers :

Matériel : 6 grandes tentes, 2 petites tentes, 10 toiles à matelas, 10 traversins, 10 oreillers, 30 draps, 10 couvertures grises, 36 serviettes, 14 sarreaux, 2 tables pliantes en fer, 2 pliants en toile, vases et nécessaire de toilette, 1 poêle à pétrole, 1 réchaud alcool, 1 lampe alcool, allumettes, 4 lessiveuses, 100 mètres de tarlatane pour protéger des mouches, 8 sacs à désinfection.

Désinfectants : Crésylol sodique, chaux, chlorure de chaux, permanganate de potasse, fumigators Gonin, sublimé, savons.

Divers : Registres, papier, porte-plumes, buvard, etc.

Instruments : Microscope avec ses accessoires, 2 thermomètres à maxima, 1 bistouri, 1 pince à dissection, 1 paire de ciseaux, 2 pinces de Péan, 1 seringue de Pravaz avec trois aiguilles platine, 1 seringue de Roux avec deux aiguilles platine, 2 gants de crin, 1 douche injecteur avec canule et tuyau de caoutchouc de 1m 50. Un tube stérilisé avec aiguille en platine pour injections de sérum.

Médicaments : Laudanum, 50 grammes ; alcool camphré, 1 litre ; rhum, 1 litre ; thé, 250 grammes, éther sulfurique, 250 grammes ; vaseline, 20 grammes ; chl. de quinine, 10 grammes ; S. N. de bismuth, 50 grammes ; alcool bon goût à 90°, 1 litre ; alcool à brûler, 1 litre ; alcoolat de Cologne, 1 litre ; ampoules de ch. de morphine à 1 centigr., n° 30 ; ampoules d'huile camphrée, n° 30 ; ampoules de caféine, n° 30 ; sérum physiologique, 10 litres en 20 flacons ; permanganate de potasse, 20 grammes en 20 paquets.

Conditions que devraient remplir les lazarets et locaux d'isolement.

Le choléra se transmet par les déjections et au moyen des objets souillés par ces derniers ; il y a donc lieu de prendre toutes les précautions possibles pour détruire immédiatement les germes dangereux et préserver le voisinage contre l'infection par ces germes. Un des agents les plus actifs du vibrion cholérique est la mouche qui, en se promenant sur les déjections infectées, les transporte ensuite sur les aliments, sur les mains, le visage, les objets qui nous entourent.

Il est donc très désirable que les lazarets destinés aux cholériques soient divisés en une série de boxes, permettant de séparer les malades les uns des autres, et d'éviter, en cas d'erreur de diagnostic, qu'un suspect, reconnu ensuite indemne, ne se trouve être contaminé par son séjour dans les salles.

De même, il convient de munir les fenêtres de grillage métallique ou de tarlatane pour empêcher les mouches de pénétrer ; pareille mesure doit être prise dans les autres pavillons du lazaret, notamment aux cuisines, réservoirs d'eau et water-closets.

Il est bien évident que la destruction des mouches s'impose.

Nous donnons ici une note indiquant les conditions principales auxquelles doit satisfaire un lazaret (constructions, baraquements ou tentes) :

1° Eloignement suffisant de l'agglomération urbaine ;

2° Isolement au moyen de murs, barrières, palissades ou obstacles naturels ;

3° Facilité de ravitaillement et d'alimentation en eau ; prévoir l'adduction d'eau potable par un branchement et estimer la dépense nécessaire ;

4° Exposition convenable ; choix d'un lieu protégé contre les vents violents et contre les ardeurs du soleil (l'abri contre un mur ou dans un bois est indiqué) ;

5° Possibilité d'évacuer les déjections et eaux usées ;

6° Locaux à prévoir :

a) Locaux *séparés* pour abriter les malades, les suspects, le personnel infirmier, le matériel et les vivres, le linge souillé à désinfecter ;

b) Latrines pouvant être désinfectées facilement, ou édicules à aménager pour y placer des tinettes mobiles ;

7° Dans certaines régions (ou saisons), où l'installation sous tente, et même dans des baraquements, serait impossible, soit à cause de la trop forte chaleur (Sahara), ou au contraire du froid intense (Hauts-Plateaux), il est recommandé d'aménager des abris en toub, en roseaux ou chaume et terre battue, en pierres sèches, etc.

III. — MESURES PROPHYLACTIQUES A PRENDRE AUTOUR DU MALADE. — DESINFECTION (1)

On trouvera plus loin, dans les instructions du Ministre de la Guerre et dans celles du Ministre de la Marine, les indications les plus étendues sur les mesures à prendre autour d'un malade atteint de choléra. Disons, en quelques mots, qu'il convient de désinfecter à mesure toutes les déjections (matières diarrhéiques, urines, vomissements, crachats, ainsi que les objets qui ont été souillés par elles.

En principe, *le feu et l'eau bouillante doivent être considérés comme les procédés purificateurs par excellence* dans cette affection. C'est dire que les objets de peu de valeur, ou dont la désinfection serait peu aisée, seront brûlés ; les linges et effets que l'on veut conserver seront immergés, pendant plusieurs heures, dans une solution de crésylol sodique à 4 p. 100, de lessive ou de soude à 5 p. 100, qui sera portée à l'ébullition, ou seront mis à l'étuve. Les meubles et objets de valeur seront lavés avec des solutions de crésylol sodique, et plus tard soumis aux vapeurs d'aldéhyde formique ou d'acide sulfureux.

Quant aux déjections, avant d'être versées dans les water-closets, elles seront largement arrosées de crésylol sodique ou de lait de chaux. En aucun cas, elles ne seront jetées en plein champ, ou sur des fumiers, mais profondément enfouies. Il faut se rappeler que le danger est dans les matières fécales, c'est contre elles que doivent tendre tous les efforts.

L'infirmier ou la personne chargée des soins devra se bien pénétrer de cette notion, que *le choléra, de même que la fièvre typhoïde, est la maladie des mains sales*. La contagion peut venir d'une négligence personnelle, oubli de se nettoyer après avoir touché le malade ou un objet contaminé, ou de la malpropreté du cuisinier, qui a infecté les aliments, et particulièrement ceux qui se mangent crus ou froids. Se méfier des germes rapportés avec les chaussures.

Prophylaxie individuelle.

Les expériences de Pettenkoffer, Bochefontaine, Ferran, Metchnikoff, ont démontré que le vibrion de Koch, ingéré, déterminait difficilement, chez l'homme, l'affection cholérique. Le fait que l'on constate des porteurs de bacilles qui ne présentent aucune réaction vient à l'appui de ces recherches. Il faut, pour que le choléra s'établisse, que l'estomac ou l'intestin de l'homme contienne des *microbes favorisants*. Cette association microbienne, nécessaire pour que le vibrion cultive, se retrouve dans d'autres

(1) Il y aurait lieu, dans les départements où le Service de la désinfection n'existe pas encore, de l'organiser sans tarder, en utilisant les ressources locales, services déjà existants, étuves et appareils des hôpitaux, etc.

affections, comme le tétanos, la pourriture d'hôpital, la gangrène gazeuse.

La conclusion paradoxale est que, pour ne pas contracter le choléra au contact de cholériques, il faut se bien porter.

En réalité, la prophylaxie consiste à éviter toute fatigue, tout excès, se préserver des refroidissements, s'abstenir de fruits verts, de crudités, de glace, si l'on n'est assuré de sa pureté, faire bouillir l'eau.

Enfin, la plus grande propreté est recommandée : se nettoyer fréquemment les mains, principalement en se mettant à table et en sortant des water-closets. Les savons antiseptiques sont inutiles, le savon ordinaire suffit, suivi d'un rinçage à l'alcool à 90 degrés ou à l'eau de Cologne. Si l'on a été imprégné de matières dangereuses, trempage des mains dans une solution de permanganate de potasse.

Toute diarrhée devra être immédiatement traitée ; se souvenir que les purgatifs, en temps de choléra, sont plus nuisibles qu'utiles.

Traitement du choléra.

Il n'est pas dans notre intention de dicter à nos confrères une médication contre le choléra ; les ouvrages classiques contiennent d'abondants renseignements sur la conduite à tenir en présence de cette affection. Nous pensons toutefois utile de faire connaître les résultats de certaine thérapeutique, qui a été appliquée depuis quelques années, soit aux Philippines, soit aux Indes ou en Russie.

Le choléra est une *intoxication* à point de départ intestinal ; le microbe ne vit, en général, que dans l'intestin, où il sécrète des toxines. Le danger, dans l'affection, est l'urémie, qui s'accompagne d'un abaissement très sensible de la pression sanguine ; la la perte de l'économie en eau, par les vomissements et la diarrhée, est considérable ; il faut combattre cette déperdition.

Nichols et Andrews (de Manille) estiment que, de tous les agents thérapeutiques, le sérum artificiel, en injections intraveineuses, est le plus efficace ; ils l'emploient à la dose de deux litres à 0,85 p. 100 de sel ; la moyenne des injections est de 1,500 grammes en une fois ; certains malades ont dû recevoir jusqu'à 3,000 grammes pour être améliorés ; on doit renouveler sans hésitation l'opération toutes les six ou huit heures, et faire boire beaucoup les malades. Diète complète pendant les premières vingt-quatre heures, puis eau de riz, soupes, café, avant d'en venir à l'alimentation ordinaire.

Partant du même principe, L. Rogers, à Calcutta, injecte, soit dans les veines, soit dans la cavité abdominale, des solutions hypertoniques, ainsi constituées : chlorure de sodium, 1,35 p. 100, plus 0,20 centigrammes de chlorure de sodium ; deux litres aussi lui paraissent nécessaires ; il a ainsi réduit la mortalité de 61 à 32,5 p. 100, soit de moitié.

Nous citerons comme thérapeutique interne l'ingestion d'une solution faiblement colorée de permanganate de potasse et l'emploi de la quinine, essayé en Chine et recommandé par Koch, et encore les grands lavages intestinaux de deux litres et plus.

Mais la médication qui a semblé donner des résultats encourageants, concurremment, d'ailleurs, avec le sérum salin, consiste à faire au patient, dès le début des symptômes, une injection de morphine de 0 gr. 015 à 0 gr. 02 centigrammes. M. Burkitt (*British Med. Journal*, septembre 1909) assure que les vomissements, la diarrhée, les coliques et les crampes cessent presque immédiatement, et le malade repose pendant cinq ou six heures ; quelques vomissements morphiniques peuvent apparaître un peu plus tard, ils sont sans danger. Au cas où une rechute se reproduirait, on ferait une nouvelle piqûre de morphine, et s'il y a du collapsus, une injection de sérum.

Immunisation. — Ferran, en 1885, a fait en Espagne plus de cinquante mille vaccinations en inoculant de petites doses de cultures vivantes ; depuis 1892, Haffkine immunise de très nombreux Indous avec une vaccine préparée avec des cultures atténuées, puis en leur inoculant une culture virulente. Cette méthode a donné de bons résultats dans un pays où la maladie existe à l'état endémique.

Sérum antitoxique. — Salimbeni a essayé, lors de l'épidémie de choléra de Saint-Pétersbourg, en 1909, un sérum antitoxique préparé à l'Institut Pasteur de Paris, et déjà expérimenté par Denier aux Philippines ; il a obtenu quelques résultats récemment publiés dans les *Annales de l'Institut Pasteur*, mais son emploi est très délicat, et demande à être suivi de très près. Le Ministère de la Marine le recommande dans ses Instructions, mais l'utilisation sur une grande échelle de ce sérum spécifique dans une épidémie importante ne serait pas très aisé.

Voici les instructions fournies par M. le docteur Salimbeni (de l'Institut Pasteur de Paris) pour l'emploi de son sérum :

Instruction pour l'emploi du sérum anticholérique.

Le sérum anticholérique est du sérum de sang de cheval fortement immunisé vis-à-vis de la toxine cholérique soluble.

Jouissant en même temps des propriétés préventives et curatives, son emploi est indiqué non seulement pour combattre la maladie déclarée, mais aussi pour protéger les individus exposés à la contagion. Cependant, en raison de la durée très limitée de l'immunité conférée par le sérum et des accidents d'anaphylaxie sériques qui accompagnent les injections répétées, le sérum ne devra être employé à titre préventif que dans des cas exceptionnels (présomptions sérieuses de contagion et porteurs de germes). On donnera dans ces cas 20 centimètres cubes sous la peau, en une seule fois.

Mode d'emploi du sérum à titre curatif.

La maladie cholérique évoluant avec une très grande rapidité, le traitement sérothérapique sera d'autant plus efficace qu'il sera institué le plus tôt après le début de la maladie. Pour cela, nous conseillons de confier le sérum aux médecins chargés d'aller reconnaître les cholériques chez eux. Tout cas grave, léger et même suspect recevra sans retard et suivant la gravité, une injection de 50 à 100 centimètres cubes de sérum sous la peau. Cette première injection lui permettra d'attendre son transport à l'hôpital et le mettra dans les meilleures conditions pour la continuation éventuelle du traitement.

Dans les cas de gravité moyenne et dans les cas graves pris au début, une seule injection de 50 à 100 centimètres cubes sous la peau est en général suffisante.

Dans les cas très graves d'emblée, et dans les cas traités tardivement, lorsque la cyanose et l'algidité sont très prononcées, le pouls est très faible, filiforme, parfois impossible à compter ou complètement disparu, il faut donner 150 et même 200 centimètres cubes de sérum sous la peau en une seule fois. Si le sérum est mal résorbé sous la peau, on pourra, une ou deux heures après l'injection sous-cutanée, inoculer le sérum directement dans les veines, à la dose de 50 centimètres cubes et plus.

Si la maladie se prolonge, on pourra, sans inconvénient, répéter les inoculations.

En vue de réparer la perte considérable de liquide que subit l'organisme dans les formes graves de choléra, il est nécessaire d'avoir recours aussi aux injections intra-veineuses ou sous-cutanées d'eau physiologique stérile, que l'on pourra injecter à part ou mélanger au sérum.

IV. — MESURES GENERALES D'ASSAINISSEMENT

Lorsque le choléra se transmet par contagion directe du malade à l'homme sain, le développement des foyers est faible et lent et ils peuvent être circonscrits facilement avec des précautions. Si les sources d'eau alimentaire viennent à être infectées, les épidémies sont intenses et meurtrières.

Les municipalités doivent veiller avec une attention soutenue au bon entretien des conduites d'eau, et empêcher par tous les moyens la pollution des sources, puits, citernes et autres réservoirs servant à l'alimentation de la cité. Si les eaux ne sont pas d'une pureté suffisante, si elles contiennent le *bacille commun* en qualité notable, on doit recommander l'ébullition de l'eau, afin d'éviter l'introduction dans les voies digestives de *microbes favorisants*.

L'évacuation des matières usées doit être aussi surveillée ; les égouts seront rendus étanches, les water-closets particuliers, ceux des locaux habités par des gens de passage, des fondoucks, cafés maures, bains maures, mosquées, garnis, désinfectés fréquemment avec du lait de chaux, du crésyl ou du sulfate de fer. Il faut éviter que les égouts se déversent dans les ports ; le bacille cholérique vivant longtemps dans l'eau de mer, les coquillages, poissons, comme le fait a été constaté à Constantinople et à Manille, peuvent être aussi infectés et transmettre le mal. Il sera utile, en tous cas, d'interdire la pêche et la baignade aux environs de l'embouchure de ces égouts. Les rues doivent être entretenues en bon état et arrosées ; l'enlèvement des ordures ménagères fait rapidement et avec interdiction du ramassage des os et chiffons ; les marchés seront aussi nettoyés régulièrement, et l'on évitera tout dépôt d'immondices ou de fumiers. On se rappellera que les mouches sont un des propagateurs du choléra et des maladies intestinales, et l'on prendra des mesures pour préserver les étalages de comestibles contre leur infection par les poussières et ces insectes.

Les mouches pondent dans le fumier, et particulièrement dans le crottin de cheval ; l'enlèvement journalier de celui-ci mettra à l'abri de leur reproduction ; quand cet enlèvement est impossible. les fumiers et ordures peuvent être arrosés de pétrole brut, d'huile de schiste, de kérosène, de saprol, ou de lait de chaux. Dans les maisons, on se débarrassera des mouches par les papiers et ficelles à la glu ; un procédé assez pratique consiste à verser dans une assiette un mélange composé de : formol de commerce, 15 0/0, lait, 20 0/0 et eau, 65 0/0. Les mouches qui ont absorbé ce breuvage ne tardent pas à mourir.

Enfin, la commission des logements insalubres doit être appelée à exercer efficacement son rôle ; la loi de 1902 et, dans la circonstance, la loi de 1822 permet d'exiger et d'obtenir, dans les appartements et maisons qui présentent des défectuosités préjudiciables à la santé publique, toutes les modifications jugées nécessaires par l'autorité sanitaire.

Si les villes exposées au choléra ont été divisées en secteurs sous la surveillance d'un médecin chargé de visiter les malades à la moindre indisposition, si les logeurs et les familles se soumettent docilement aux prescriptions de la loi et signalent les cas, même suspects, si, d'autre part, les mesures d'assainissement sont menées avec rigueur, nul doute que la Colonie, même si la maladie fait son apparition dans le territoire, n'arrive à en enrayer l'extension.

Alger, 4 septembre 1910.

Le Chef des Services de la Santé et de l'Hygiène en Algérie,
Dr L. Raynaud.

BIBLIOGRAPHIE

Suppression d'une épidémie de choléra à Manille, ALLAN MAX LAUGHLIN. (*The Journal of American Medical Association*, 10 avril 1910).

Dangers qu'offrent les porteurs sains de vibrions cholériques, ROSTAING (*Revue des Hôpitaux*, octobre 1909); MACRAE (*Indial Medical Gazette*, octobre 1909).

Le choléra à Rotterdam, HYMANS VAN DEN BERGH. (*Le Caducée*, 1910).

Les piqûres de morphine contre le choléra, M. R. W. BURKITT. (*Bristish Medical Journal*, 10 septemb. 1909, et *Revue des Hôpitaux*, 1909).

De l'emploi de la quinine dans le traitement de choléra. (*Journal of Tropical Medecine and Hygiene*, 1910).

Le traitement du choléra par le permanganate de potasse. (*Semaine Médicale*, 22 septembre 1909).

Le traitement du choléra par des injections intra abdominales de solutions salines hypertoniques, docteur ROGERS. (*Semaine Médicale*, 1909).

Traitement du choléra asiatique, par H. L. NICHOLS et V. L. ANDREWS. (*Journal of Tropical Medecine and Hygiene*, octobre 1909).

Cas d'origine hydrique et choléra par contagion directe en Russie. (*Bulletin de l'Office International d'Hygiène publique*, 1910).

Notes relatives à l'épidémie actuelle du choléra à Saint-Pétersbourg. (*Bulletin de la Société de Pathologie exotique*, juin 1909).

Enseignements à tirer du choléra à Saint-Pétersbourg. (*Presse Médicale*, mai 1909).

Porteurs de bacilles dans le choléra. (*Bul. de l'Inst. Pasteur*, 1909).

Les porteurs de bacilles, SACQUÉPÉE. (*Bul. de l'Inst. Pasteur*, 1910).

Traité des Maladies épidémiques, docteur A. KELCH, tome III, Le Choléra (O. Doin, Paris, 1910).

Tous ces travaux ont été analysés dans le *Bulletin Sanitaire de l'Algérie*. 1909 et 1910.

CIRCULAIRE

du Président du Conseil, ministre de l'Intérieur et des Cultes, du 27 août 1909, aux Préfets.

Dans une circulaire du 20 février 1909, mon prédécesseur vous mettait en garde contre les dangers d'une réapparition du choléra qui a sévi en Russie pendant les derniers mois de l'année 1908 et qui n'a cessé de se manifester pendant tout l'hiver par des cas plus ou moins isolés. Cette appréhension s'est malheureusement confirmée. Les manifestations de la maladie ont repris à Saint-Pétersbourg une intensité croissante et gagnent les régions environnantes. Le moment est venu de mettre en œuvre, suivant les principes que vous exposait, à titre de prévision, la même circulaire, les moyens préventifs et prophylactiques les mieux appropriés à la défense de notre territoire sinon contre toute importation du mal, du moins contre son implantation et sa propagation.

L'an dernier l'effort de l'administration sanitaire s'était porté principalement sur la protection de la frontière ; une surveillance étroite fut instituée aux principales gares de la frontière et aux gares de Paris. Etant donné l'insuffisance et l'imperfection des services en voie d'organisation pour satisfaire aux dispositions de la loi de 1902, cette surveillance, déjà pratiquée lors des précédentes épidémies, s'imposait encore ; elle a été exercée avec toute la rigueur possible ; elle n'a révélé ni parmi les nombreux voyageurs qui y ont été astreints à l'arrivée, ni au cours des visites qui ont été ultérieurement effectuées, aucun cas même suspect de choléra, pas plus d'ailleurs qu'on en a observé dans les pays étrangers, l'Allemagne, les Pays-Bas, la Belgique notamment, que devaient traverser au préalable ces voyageurs et dans lesquels aucune protection spéciale de frontière n'était appliquée. Par contre il résultait des mesures prises, en dépit des efforts faits pour les réduire au minimum, une gêne incontestable pour les voyageurs et une entrave inévitable à la marche normale des trains à une époque où la circulation est particulièrement active. On pouvait, en outre, éluder avec facilité la surveillance en s'arrêtant dans un pays intermédiaire et en dénaturant sa véritable provenance par un simple changement de billet, sans frais supplémentaires, parfois avec économie. Toutes ces considérations, mûrement pesées, ont conduit à penser qu'il serait possible, en l'état actuel et sans engager l'avenir pour le cas où le choléra viendrait à gagner les régions limitrophes de nos frontières orientales, de renoncer à un service d'une réalisation d'autant plus complexe et onéreuse qu'il s'étendrait à une zone plus étendue et à une période plus prolongée.

Tel a été l'avis exprimé par la section permanente du Conseil supérieur d'hygiène publique de France auquel je me suis pleinement associé.

La défense locale du territoire au point de vue préventif et prophylactique passe dès lors au premier plan. C'est elle qui doit concentrer l'action solidaire des communes, des départements et de l'Etat : cette action trouvera une base solide dans les dispositions combinées des législations de 1822 sur la police sanitaire et de 1902 sur la santé publique ; à la première elle empruntera ses pouvoirs et ses sanctions exceptionnelles ; à la seconde ses organismes, ses moyens et ses ressources budgétaires. De l'ensemble de ces éléments on est en droit d'attendre des effets d'autant plus heureux qu'ils ne viseront pas seulement la lutte temporaire contre le choléra ; ils contribueront à fortifier, quoi qu'il arrive, l'œuvre générale de protection de la santé publique dont les jalons sont jetés sur tous les points du pays en vue d'obtenir un effet permanent et définitif.

Le décret qui sera publié au *Journal officiel* de demain comprend dans l'ordre d'idées qui vient d'être indiqué, trois parties distinctes :

1° Les articles 1, 2, 3 permettent de prendre d'urgence toutes mesures de prophylaxie nécessaires à l'égard des voyageurs qui, *venant de pays contaminés*, présenteraient ou à la gare frontière, ou en cours de route, ou à la gare d'arrivée des symptômes certains ou suspects de choléra.

L'application de ces premières mesures exige de la part des commissaires des gares et du personnel des chemins de fer, à tous les degrés, une vigilance et une fermeté qui se doivent toujours accompagner d'une parfaite courtoisie, ce sont là des qualités dont ce personnel a toujours fait preuve et je sais que je peux compter sur leur dévouement. Il vous appartiendra de profiter de l'expérience acquise l'an dernier pour discerner celles des gares frontières ou des gares d'arrivée susceptibles de recevoir les voyageurs visés au présent décret et de prévoir, dès maintenant dans chacune d'elles, les dispositions et aménagements les plus discrets mais aussi les plus efficaces. Le délégué départemental, dont il est question aux articles suivants, visitera d'urgence ces gares et donnera, en votre nom, les instructions nécessaires.

J'attire votre particulière attention sur l'article 6 ; il prescrit que toute personne logeant, à quelque titre que ce soit, un voyageur venant de ces régions est tenu d'en faire la déclaration dans les 24 heures de l'arrivée au maire de la commune et, à Paris, au préfet de police ou à la mairie de l'arrondissement. Cette disposition présente une importance capitale ; il était indispensable que les autorités fussent sans retard avisées ; elles exerceront sur ces voyageurs une surveillance qui variera selon les circonstances, qui devra être spécialement rigoureuse chez les logeurs en garni et qui permettra, s'il y a lieu, d'agir d'urgence en cas d'incident. *Vous emploierez tous les moyens en votre pouvoir pour vous assurer que cette mesure est très fidèlement exécutée et en cas d'infraction vous ne manquerez pas de promouvoir les sanctions pénales de la loi de 1822 rappellées d'ailleurs au présent décret.*

2° Les articles précédents s'appliquent exclusivement aux personnes venant de régions contaminées ; les articles 7 et 8 sont applicables, à une date quelconque, à toute personne, même n'ayant pas quitté la commune, et qui paraîtrait atteinte d'une maladie soupçonnée d'être le choléra. Vous remarquerez que sur ce point là responsabilité de la déclaration est beaucoup plus étendue que celle déterminée par la loi de 1902 ; la loi de 1822 a édicté en effet à l'égard des maladies pestilentielles, au rang desquelles se trouve le choléra, des dispositions spéciales et plus rigoureuses, dont l'exécution est garantie par des sanctions beaucoup plus graves aussi. Cette obligation de la déclaration est plus large que celle fixée par la loi de 1902 à un double point de vue : d'une part, elle est imposée non seulement au médecin mais encore, à défaut, au chef de famille ou logeur ; d'autre part, elle s'applique à « tout cas de maladie *soupçonné* d'être le choléra ». Il est clair que souvent des alertes se produiront comme il s'en produit tous les ans à pareille époque ; les autorités sanitaires sont ainsi exposées à se déranger plus d'une fois inutilement pour constater quelqu'indisposition heureusement banale ; c'est un inconvénient à l'abri duquel aucune surveillance de ce genre ne se peut mettre.

Enfin, pour donner aux diverses prescriptions ainsi édictées l'autorité de direction et de contrôle indispensables, pour permettre de les réaliser avec l'unité de vues, la rapidité et la compétence qui sont condition absolue de leur efficacité, pour assurer le concert complet et immédiat des services départementaux et municipaux appelés à intervenir, les articles 9 et 10 du décret instituent dans chaque département un délégué spécial désigné par le préfet et agréé par le ministre. Ce *délégué* sera tout naturellement l'inspecteur départemental dans les départements où il existe déjà un fonctionnaire médecin investi des fonctions générales d'inspection et de contrôle ; pour les autres la mission reviendra à la personnalité qui, par sa situation et par le concours qu'elle est dès maintenant appelée à donner aux services de la santé publique, vous paraîtra le mieux qualifiée ; je veux parler notamment des médecins des épidémies, des membres des conseils d'hygiène départementaux, des délégués chargés du contrôle des services de désinfection.

Vous voudrez bien, Monsieur le Préfet, vous préoccuper, aussitôt après la réception des présentes instructions, de la désignation concernant votre département et soumettre à mon approbation sous forme d'arrêté le choix que vous proposerez de faire dans ce sens. Vous aurez bien entendu à vous assurer au préalable de l'acceptation par le titulaire éventuel de la mission confiée. Cette mission sera confirmative pour la plupart des attributions dont ils sont déjà investis ; elle les étendra parfois ; elle les rendra en tous cas plus effectives, plus autorisées pour faire usage avec le maximum de garanties de toutes les armes fournies par les législations en vigueur.

Ces attributions, comme vous le remarquerez, sont susceptibles d'occasionner en cas de déplacement des délégués certaines dépenses plus ou moins éventuelles et variables ; leur imputation et leur règlement auront lieu, suivant les circonstances ou la qualité même des fonctions déjà remplies par les titulaires, sur les crédits afférents aux services d'inspection et de contrôle, des épidémies et de la désinfection. Aucune difficulté ne paraît devoir se présenter à cet égard. Ce n'est que dans le cas où le montant des crédits dont il s'agit ne vous paraîtrait pas suffisant pour satisfaire au but envisagé qu'il vous appartiendrait de demander au Conseil général telles ressources supplémentaires que vous estimeriez utiles afin de parer à toute éventualité.

Le rôle du délégué consistera expressément, d'accord avec votre préfecture et sous votre autorité, à renseigner aussi exactement que possible les municipalités sur les obligations qui leur incombent pour connaître dès son apparition toute manifestation cholérique qui viendrait à se produire, à tenir ces municipalités en haleine pour provoquer en conséquence de leur part une information transmise par la voie la plus rapide, téléphonique ou télégraphique ; à se rendre dès le premier avis auprès d'elles ; à assurer personnellement l'application des mesures prophylactiques requises par la situation ; à me rendre compte immédiatement par votre entremise des faits constatés et des décisions prises. Je ne doute pas, Monsieur le Préfet, qu'une telle intervention évitant les pertes de temps et les hésitations qui sont d'un intérêt capital en pareil cas, empêchant d'une manière pour ainsi dire instantanée le danger des contacts, la contamination des puits, des cours d'eau, des fumiers, des lavoirs, ne constitue le plus précieux mode de préservation des populations. Les délégués rendront au pays le double service de lui donner confiance dans une lutte rationnellement conduite et de l'initier par cette expérience à la généralisation d'une prophylaxie dont il entrevoit à peine la portée humanitaire et sociale. Je connais d'avance le dévouement avec lequel cette mission sera acceptée, la compétence avec laquelle elle sera remplie. Si le danger s'aggravait, le sentiment de soladirité ,une crainte salutaire, les responsabilités encourues, les graves sanctions résultant de la loi de 1822 ne seraient pas les moindres auxiliaires de l'œuvre entreprise.

En ce qui concerne les voyageurs qui éventuellement pourraient être retenus comme reconnus malades soit aux frontières, soit dans les gares de chemin de fer, il conviendra que le délégué départemental se mette aussi promptement que possible en rapport avec les commissaires spéciaux dans les conditions déterminées par l'article premier du décret ; ces fonctionnaires envisageront et règleront de concert s'il y a lieu, suivant les circonstances, la nature et l'importance des communications possibles avec les régions contaminées, les conditions dans lesquelles seraient applicables les dispositions visées. Ainsi que je l'ai rappelé au début, il ne s'agit en fait que d'une éventualité qu'on a le devoir de prévoir, mais dont l'expérience des épidémies antérieures a démontré l'extrême rareté, sinon comme en 1908 l'absence complète.

Conformément à la loi, le décret du 27 août 1909, devra être affiché dans toutes les communes ; il sera inséré dans ce but au prochain numéro de l'édition des communes du *Journal officiel*. Vous recevrez, en outre, directement pour les communes, chefs-lieux de canton, d'arrondissement et de département, un tirage spécial formant un paquet composé à raison d'un exemplaire par canton, de trois par arrondissement et de cinq par département. Vous aurez à assurer la répartition et l'affichage des placards d'après les indications ci-dessus.

Enfin, je ferai également imprimer le texte du décret, de la loi de 1822 et de la présente circulaire en un fascicule dont je vous adresserai aussi prochainement que possible une dizaine d'exemplaires destinés aux services de votre préfecture, aux délégués départementaux, aux commissaires spéciaux et aux maires des principales villes.

Mon prédécesseur terminait sa circulaire du 20 février dernier par ces mots : « Si chacun fait simplement et loyalement son devoir, avec une claire conscience de sa responsabilité envers la nation, le choléra ne saurait constituer un danger ; il n'est au pouvoir de personne d'empêcher quelques cas isolés de se produire, mais le mal serait immédiatement circonscrit et jugulé. Qui veut la paix sanitaire doit préparer la défense contre le mal. Et pour se mettre en garde contre un péril il le faut d'abord connaître ; aussi devais-je donner à tous cet avertissement ».

L'avertissement est complété par les instructions présentes dont je vous prie de m'accuser réception.

DÉCRETS

du 27 août 1909 et du 1er août 1910 déterminant les mesures exceptionnelles applicables contre l'importation et la propagation du choléra en France. *(Inséré au* Journal Officiel *du 28 août 1909).*

(Le décret du 1er août 1910 est la reproduction de celui du 27 août 1909).

Le Président de la République française,

Sur le rapport du président du conseil, ministre de l'intérieur et des cultes, du ministre des finances et du ministre des travaux publics, des postes et des télégraphes ;

Vu la loi du 3 mars 1822 sur la police sanitaire ;

Vu la convention sanitaire internationale de Paris promulguée par décret du 26 août 1907 ;

Vu l'avis de la section permanente du conseil supérieur d'hygiène publique de France, duquel il résulte qu'il y a lieu de prendre à titre préventif des mesures temporaires et urgentes dans les conditions prévues par la loi susvisée en vue d'éviter l'importation du choléra en France,

DÉCRÈTE :

ARTICLE PREMIER. — Toute personne venant d'une région contaminée de choléra et qui présente en arrivant à la frontière française des symptômes suspects de cette maladie (vomissements, diarrhée) est retenue à la gare frontière par le commissaire spécial et placée dans un local isolé jusqu'à l'arrivée d'un médecin immédiatement requis.

Si le médecin estime que la dite personne n'est pas atteinte du choléra, elle est admise à continuer sa route. Dans le cas contraire, le commissaire spécial, de concert avec l'autorité municipale, assure sans délai le transport du malade dans un local requis au besoin à cet effet, où de l'avis du médecin l'isolement peut être réalisé dans les conditions les plus confortables pour le malade et les plus efficaces au point de vue prophylactique.

Le préfet, avisé télégraphiquement, envoie sur place, par les moyens les plus rapides, le délégué départemental mentionné à l'article 9 ou, à son défaut, un médecin spécialement désigné à cet effet qui, dès son arrivée, prend en mains l'exécution de toutes les mesures nécessaires à l'isolement et à la prophylaxie.

ART. 2. — Toute personne venant d'une région contaminée de choléra qui, en cours de route, présente les mêmes symptômes suspects est, dans le plus bref délai possible, isolée dans un compartiment que tous les autres voyageurs doivent quitter ; tous les agents de l'exploitation sont tenus d'intervenir d'urgence pour assurer l'exécution des prescriptions ci-dessus et tous les voyageurs doivent se conformer à leurs injonctions.

Au premier arrêt du train dans une gare où réside un commissaire spécial, la personne malade est isolée par les soins de ce fonctionnaire dans les conditions prescrites à l'article 1er.

Art. 3. — Toute personne qui, arrivant dans une gare française d'une région contaminée de choléra, présente des symptômes suspects est soumise aux mesures édictées par l'article 1er.

Art. 4. — Les voitures qui auraient été occupées par un malade atteint de choléra ou considéré comme suspect de choléra sont évacuées et désinfectées dans le moindre délai.

Art. 5. — Est prohibée l'entrée en France par la frontière de terre, en provenance des régions contaminées :

1° De linge sale, de hardes, vêtements ou literie souillés, en dehors du cas où ils seraient transportés comme bagages ;

2° Des chiffons et drilles, à l'exception de chiffons comprimés qui sont transportés comme marchandises en gros par ballots cerclés ;

3° Des fruits et légumes poussant dans le sol ou au niveau du sol.

Art. 6. — Toute personne qui loge un ou plusieurs voyageurs venant directement des régions contaminées ou ayant quitté celles-ci depuis moins de huit jours est tenue d'en faire la déclaration dans les vingt-quatre heures de l'arrivée au maire de la commune et, à Paris, au préfet de police ou à la mairie de l'arrondissement.

Art. 7. — Tout cas de maladie soupçonné d'être le choléra doit être immédiatement déclaré à la mairie, soit par le médecin qui en constate l'existence, soit, à défaut, par le chef de famille, par les personnes qui soignent le malade ou par celles qui le logeraient. Pour Paris, cette déclaration est faite à la préfecture de police ou aux mairies.

Art. 8. — Sur l'ordre du maire et de concert avec le médecin toute personne atteinte d'une maladie qui est reconnue ou qui est soupçonnée être le choléra est immédiatement et rigoureusement isolée et toutes mesures de prophylaxie sont prises sur-le-champ à son égard et à l'égard des personnes de son entourage.

Art. 9. — L'application des dispositions du présent décret est spécialement placée dans chaque département sous la direction, le contrôle et la responsabilité d'un délégué officiellement désigné à cet effet par le préfet et agréé par le ministre de l'intérieur dans les conditions prévues par le paragraphe 2 de l'article 1er de la loi du 3 mars 1822.

Le délégué départemental a pour mission, sous l'autorité du préfet, de s'entendre avec les sous-préfets et les maires afin d'être immédiatement informé de tous les cas qui leur seraient déclarés en vertu de l'article 7 ci-dessus et d'assurer personnellement, d'accord avec ces autorités et, s'il y a lieu, avec les assemblées sanitaires ou avec tous autres services compétents, la stricte exécution des mesures d'isolement et de prophylaxie appropriées.

ART. 10. — Le délégué départemental rend compte au ministre, par l'entremise du préfet :

1° Des dispositions prises pour la déclaration et l'information immédiate des cas constatés, certains ou suspects ;

2° Des mesures éventuelles que pourraient comporter l'isolement des malades, la désinfection des locaux ou objets contaminés, la protection des puits, lavoirs, cours d'eau, etc, l'interdiction d'épandage des matières fécales et, en général, l'hygiène tant de l'habitation que de la localité ;

3° De tout cas ou incident qui viendrait à se produire dans le sens des dispositions qui précèdent, ainsi que des mesures dont il aurait fait l'objet.

ART. 11. — Les infractions au présent décret seront constatées et poursuivies conformément aux prescriptions de la loi du 3 mars 1822 (1), notamment de l'article 13 qui punit d'un emprisonnement de quinze jours à trois mois et d'une amende de 50 à 500 francs tout individu qui aurait refusé d'obéir aux réquisitions d'urgence pour un service sanitaire ou qui, ayant connaissance d'un symptôme de choléra, aurait négligé d'en avertir les autorités sanitaires, et de l'article 14 qui punit d'un emprisonnement de trois à quinze jours et d'une amende de 5 à 50 francs quiconque, sans avoir commis aucun des délits nommément spécifiés dans les articles précédents de la loi, aurait contrevenu en matière sanitaire, soit aux règlements généraux ou locaux, soit aux ordres des autorités compétentes.

ART. 12. — Les préfets, les maires, les délégués départementaux et toutes autres personnes désignées spécialement à cet effet par arrêté du ministre de l'intérieur, les commissaires spéciaux des gares et les commissaires de police sont chargés, conformément à l'article 1er de la loi du 3 mars 1822, d'assurer l'exécution du présent décret, qui sera publié au *Journal officiel*, affiché dans l'édition des communes et inséré au *Bulletin des lois*.

Fait à Rambouillet, le 27 août 1909.

Signé : A. FALLIÈRES.

(1) Voir ci-après cette loi.

LOI

du 3 Mars 1822 sur la Police sanitaire.

(Extraits).

Titre premier. — De la police sanitaire

Article premier. — Le roi détermine par des ordonnances : 1° les pays dont les provenances doivent être habituellement ou temporairement soumises au régime sanitaire ; 2° les mesures à observer sur les côtes, dans les ports et rades, dans les lazarets et autres lieux réservés ; 3° les mesures extraordinaires que l'invasion ou la crainte d'une maladie pestilentielle rendrait nécessaires sur les frontières de terre ou dans l'intérieur.

Il règle les attributions, la composition et le ressort des autorités et administrations chargées de l'exécution de ces mesures, et leur délègue le pouvoir d'appliquer provisoirement, dans des cas d'urgence, le régime sanitaire aux portions du territoire qui seraient inopinément menacées.

Les ordonnances du roi ou les actes administratifs qui prescriront l'application des dispositions de la présente loi à une portion du territoire français seront, ainsi que la loi elle-même, publiés et affichés dans chaque commune qui devra être soumise à ce régime ; les dispositions pénales de la loi ne seront applicables qu'après cette publication.

. . . .

Titre II. — Des peines, délits et contraventions en matière sanitaire

Art. 10. — Tout agent du gouvernement au dehors, tout fonctionnaire, tout capitaine, officier ou chef quelconque d'un bâtiment de l'Etat ou de tout autre navire ou embarcation, tout médecin, chirurgien, officier de santé, attaché, soit au service sanitaire, soit à un bâtiment de l'Etat ou du commerce, qui, officiellement, dans une dépêche, un certificat, un rapport, une déclaration ou une déposition aurait sciemment altéré ou dissimulé les faits de manière à exposer la santé publique, sera puni de mort, s'il s'en est suivi une invasion pestilentielle.

Il sera puni des travaux forcés à temps et d'une amende de 1,000 à 20,000 francs lors même que son faux exposé n'aurait point occasionné d'invasion pestilentielle, s'il était de nature à pouvoir y donner lieu en empêchant les précautions nécessaires.

Les mêmes individus seront punis de la dégradation civique et d'une amende de 500 à 10,000 francs s'ils ont exposé la santé publique en négligeant sans excuse légitime d'informer qui de droit de faits à leur connaissance de nature à produire ce danger, ou si, sans s'être rendus complices de l'un des crimes prévus par les articles 7, 8 et 9, ils ont sciemment, et par leur faute, laissé enfreindre ou enfreint eux-mêmes des dispositions réglementaires qui eussent pu le prévenir.

Sera puni de mort tout individu faisant partie d'un cordon sanitaire, ou en faction pour surveiller une quarantaine ou pour empêcher une communication interdite, qui aurait abandonné son poste ou violé sa consigne.

. . . .

Art. 12. — Sera puni d'un emprisonnement d'un à cinq ans tout commandant de la force publique qui, après avoir été requis par l'autorité compétente, aurait refusé de faire agir pour un service sanitaire la force sous ses ordres.

Seront punis de la même peine et d'une amende de 50 à 500 francs :

Tout individu attaché à un service sanitaire, ou chargé par état de concourir à l'exécution des dispositions prescrites pour ce service, qui aurait, sans excuse légitime, refusé ou négligé de remplir ces fonctions ;

Tout citoyen faisant partie de la garde nationale, qui se refuserait à un service de police sanitaire pour lequel il aurait été légalement requis en cette qualité ;

Toute personne qui, officiellement chargée de lettres ou paquets pour une autorité ou une agence sanitaire, ne les aurait point remis, ou aurait exposé la santé publique en tardant à les remettre ; sans préjudice des réparations civiles qui pourraient être dues, aux termes de l'article 10 du Code pénal.

Art. 13. — Sera puni d'un emprisonnement de quinze jours à trois mois et d'une amende de 50 à 500 francs tout individu qui, n'étant dans aucun des cas prévus par les articles précédents, aurait refusé d'obéir à des réquisitions d'urgence pour un service sanitaire, ou qui, ayant connaissance d'un symptôme de maladie pestilentielle, aurait négligé d'en informer qui de droit.

Si le prévenu de l'un ou de l'autre de ces délits est médecin, il sera, en outre, puni d'une interdiction d'un à cinq ans.

Art. 14. — Sera puni d'un emprisonnement de trois à quinze jours et d'une amende de 5 à 50 francs quiconque, sans avoir commis aucun des délits qui viennent d'être spécifiés, aurait contrevenu, en matière sanitaire, aux règlements généraux ou locaux, aux ordres des autorités compétentes.

Art. 15. — Les infractions en matière sanitaire pourront n'être passibles d'aucune peine, lorsqu'elles n'auront été commises que par force majeure, ou pour porter secours en cas de danger, si la déclaration en a été immédiatement faite à qui de droit.

Art. 16. — Pourra être exempté de toute poursuite et de toute peine celui qui, ayant d'abord altéré la vérité ou négligé de la dire dans les cas prévus par l'article 10, réparerait l'omission ou rétracterait son faux exposé, avant qu'il eût pu en résulter aucun danger pour la santé publique et avant que les faits eussent été connus par toute autre voie.

. . . .

CONVENTION SANITAIRE INTERNATIONALE

Signée à Paris le 3 Décembre 1903 et ratifiée le 6 Avril 1907.

EXTRAITS

TITRE Ier — DISPOSITIONS GÉNÉRALES

CHAPITRE PREMIER

PRESCRIPTIONS A OBSERVER PAR LES PAYS SIGNATAIRES DE LA CONVENTION DÈS QUE LA PESTE OU LE CHOLÉRA APPARAIT SUR LEUR TERRITOIRE.

SECTION I. — *Notification et communications ultérieures aux autres pays.*

ARTICLE PREMIER. — Chaque gouvernement doit notifier immédiatement aux autres gouvernements la première apparition sur son territoire de cas avérés de peste ou de choléra.

ART. 2. — Cette notification est accompagnée ou très promptement suivie de renseignements circonstanciés sur :

1° L'endroit où la maladie est apparue ;

2° La date de son apparition, son origine et sa forme ;

3° Le nombre des cas constatés et celui des décès ;

4° Pour la peste : l'existence, parmi les rats ou les souris, de la peste ou d'une mortalité insolite ;

5° Les mesures immédiatement prises à la suite de cette première apparition.

ART. 3. — La notification et les renseignements prévus aux articles 1 et 2 sont adressés aux agences diplomatiques ou consulaires dans la capitale du pays contaminé.

Pour les pays qui n'y sont pas représentés, ils sont transmis directement par télégraphe aux gouvernements de ces pays.

ART. 4. — La notification et les renseignements prévus aux articles 1 et 2 sont suivis de communications ultérieures données d'une façon régulière, de manière à tenir les gouvernements au courant de la marche de l'épidémie.

Ces communications, qui se font au moins une fois par semaine et qui sont aussi complètes que possible, indiquent plus particulièrement les précautions prises en vue de combattre l'extension de la maladie.

Elles doivent préciser : 1° les mesures prophylactiques appliquées relativement à l'inspection sanitaire ou à la visite médicale, à l'isolement et à la désinfection ; 2° les mesures exécutées au départ des navires pour empêcher l'exportation du mal et spécialement, dans le cas prévu par le 4° de l'article 2 ci-dessus, les mesures prises contre les rats.

Art. 5. — Le prompt et sincère accomplissement des prescriptions qui précèdent est d'une importance primordiale.

Les notifications n'ont de valeur réelle que si chaque gouvernement est prévenu lui-même à temps, des cas de peste, de choléra et des cas douteux survenus sur son territoire. On ne saurait donc trop recommander aux divers gouvernements de rendre obligatoire la déclaration des cas de peste et des cas de choléra, et de se tenir renseignés sur toute mortalité insolite des rats ou des souris, notamment dans les ports.

Art. 6. — Il est entendu que les pays voisins se réservent de faire des arrangements spéciaux en vue d'organiser un service d'informations directes entre les chefs des administrations des frontières.

Section II. — *Conditions qui permettent de considérer une circonscription territoriale comme contaminée ou redevenue saine.*

Art. 7. — La notification d'un premier cas de peste ou de choléra n'entraîne pas contre la circonscription territoriale où il s'est produit l'application des mesures prévues au chapitre II ci-après.

Mais, lorsque plusieurs cas de peste non importés se sont manifestés ou que les cas de choléra forment foyer, la circonscription est déclarée contaminée.

Art. 8. — Pour restreindre les mesures aux seules régions atteintes, les gouvernements ne doivent les appliquer qu'aux provenances des circonscriptions contaminées.

On entend par le mot *circonscription* une partie de territoire bien déterminée dans les renseignements qui accompagnent ou suivent la notification, ainsi : une province, un « gouvernement », un district, un département, un canton, une île, une commune, une ville, un quartier de ville, un village, un port, un polder, une agglomération, etc., quelles que soient l'étendue et la population de ces portions de territoire.

Mais cette restriction limitée à la circonscription contaminée ne doit être acceptée qu'à la condition formelle que le gouvernement du pays contaminé prenne les mesures nécessaires : 1° pour prévenir, à moins de désinfection préalable, l'exportation des objets visés aux 1° et 2° de l'article 12, provenant de la circonscription contaminée, et 2° pour combattre l'extension de l'épidémie.

Quand une circonscription est contaminée, aucune mesure restrictive n'est prise contre les provenances de cette circonscription, si ces provenances l'ont quittée cinq jours au moins avant le début de l'épidémie.

Art. 9. — Pour qu'une circonscription ne soit plus considérée comme contaminée il faut la constatation officielle :

1° Qu'il n'y a eu ni décès, ni cas nouveau de peste ou de choléra depuis cinq jours soit après l'isolement (1), soit après la mort ou la guérison du dernier pesteux ou cholérique ;

2° Que toutes les mesures de désinfection ont été appliquées, et, s'il s'agit de cas de peste, que les mesures contre les rats ont été exécutées.

CHAPITRE II

MESURES DE DÉFENSE POUR LES AUTRES PAYS CONTRE LES TERRITOIRES DÉCLARÉS CONTAMINÉS.

Section I. — *Publication des mesures prescrites.*

Art. 10. — Le gouvernement de chaque pays est tenu de publier immédiatement les mesures qu'il croit devoir prescrire au sujet des provenances d'un pays ou d'une circonscription territoriale contaminés.

Il communique aussitôt cette publication à l'agent diplomatique ou consulaire du pays contaminé, résidant dans sa capitale, ainsi qu'aux conseils sanitaires internationaux.

Il est également tenu de faire connaître, par les mêmes voies, le retrait de ces mesures ou les modifications dont elles seraient l'objet.

A défaut d'agence diplomatique ou consulaire dans la capitale, les communications sont faites directement au gouvernement du pays intéressé.

Section II. — *Marchandises. — Désinfection. Importation et transit. — Bagages.*

Art. 11. — Il n'existe pas de marchandises qui soient par elles-mêmes, capables de transmettre la peste ou le choléra. Elles ne deviennent dangereuses qu'au cas où elles ont été souillées par des produits pesteux ou cholériques.

Art. 12. — La désinfection ne peut être appliquée qu'aux marchandises et objets que l'autorité sanitaire locale considère comme contaminés.

Toutefois, les marchandises ou objets énumérés ci-après peuvent être soumis à la désinfection ou même prohibés à l'entrée, indépendamment de toute constatation qu'ils seraient ou non contaminés :

1° Les linges de corps, hardes et vêtements portés (effets à usage), les literies ayant servi.

(1) Le mot « isolement » signifie : isolement du malade, des personnes qui lui donnent des soins d'une façon permanente et interdiction des visites de toute autre personne.

Lorsque ces objets sont transportés comme bagages ou à la suite d'un changement de domicile (effets d'installation), ils ne peuvent être prohibés et sont soumis au régime de l'article 19.

Les paquets laissés par les soldats et les matelots et renvoyés dans leur patrie après décès, sont assimilés aux objets compris dans le premier alinéa du 1°.

2° Les chiffons et drilles, à l'exception, quant au choléra, des chiffons comprimés qui sont transportés comme marchandises en gros par ballots cerclés.

Ne peuvent être interdits les déchets neufs provenant directement d'ateliers de filature, de tissage, de confection ou de blanchîment ; les laines artificielles (Kunstwolle, Shoddy) et les rognures de papier neuf.

Art. 13. — Il n'y a pas lieu d'interdire le transit des marchandises et objets spécifiés au 1° et 2° de l'article qui précède, s'ils sont emballés de telle sorte qu'ils ne puissent être manipulés en route.

De même, lorsque les marchandises ou objets sont transportés de telle façon qu'en cours de route ils n'aient pu être en contact avec les objets souillés, leur transit à travers une circonscription territoriale contaminée ne doit pas être un obstacle à leur entrée dans le pays de destination.

Art. 14. — Les marchandises et objets spécifiés aux 1° et 2° de l'article 12 ne tombent pas sous l'application des mesures de prohibition à l'entrée, s'il est démontré à l'autorité du pays de destination qu'ils ont été expédiés cinq jours au moins avant le début de l'épidémie.

. . . .

Art. 16. — Les lettres et correspondances, imprimés, livres, journaux, papiers d'affaires, etc. (non compris les colis postaux) ne sont soumis à aucune restriction, ni désinfection.

Art. 17. — Les marchandises, arrivant par terre ou par mer, ne peuvent être retenues aux frontières ou dans les ports.

Les seules mesures qu'il soit permis de prescrire à leur égard sont spécifiées dans l'article 12 ci-dessus.

Toutefois, si des marchandises, arrivant par mer en vrac ou dans des emballages défectueux, ont été, pendant la traversée, contaminées par des rats reconnus pesteux et si elles ne peuvent être désinfectées, la destruction des germes peut être assurée par leur mise en dépôt pendant une durée maxima de deux semaines.

Il est entendu que l'application de cette dernière mesure ne doit entraîner aucun délai pour le navire, ni des frais extraordinaires résultant du défaut d'entrepôts dans les ports.

Art. 18. — Lorsque des marchandises ont été désinfectées, par application des prescriptions de l'article 12, ou mises en dépôt temporaire, en vertu du 3e alinéa de l'article 17, le propriétaire ou son représentant a le droit de réclamer, de l'autorité sanitaire qui a ordonné la désinfection ou le dépôt, un certificat indiquant les mesures prises.

Art. 19. — *Bagages*. — La désinfection du linge sale, des hardes, vêtements et objets qui font partie de bagages ou de mobiliers (effets d'installation) provenant d'une circonscription territoriale déclarée contaminée, n'est effectuée que dans les cas où l'autorité sanitaire les considère comme contaminés.

Section III. — *Mesures dans les ports et aux frontières de mer.*

Art. 20. — *Classification des navires*. — Est considéré comme *infecté* le navire qui a la peste ou le choléra à bord ou qui a présenté un ou plusieurs cas de peste ou de choléra depuis sept jours.

Est considéré comme *suspect* le navire à bord duquel il y a eu des cas de peste ou de choléra au moment du départ ou pendant la traversée, mais aucun cas nouveau depuis sept jours.

Est considéré comme *indemne*, bien que venant d'un port contaminé, le navire qui n'a eu ni décès, ni cas de peste ou de choléra à bord, soit avant le départ, soit pendant la traversée, soit au moment de l'arrivée.

. . . .

Art. 26. — Les navires *infectés de choléra* sont soumis au régime suivant :

1° Visite médicale ;

2° Les malades sont immédiatement débarqués et isolés ;

3° Les autres personnes doivent être également débarquées, si possible, et soumises, à dater de l'arrivée du navire, à une observation ou à une surveillance dont la durée variera selon l'état sanitaire du navire et selon la date du dernier cas, sans pouvoir dépasser cinq jours ;

4° Le linge sale, les effets à usage et les objets de l'équipage et des passagers qui, de l'avis de l'autorité sanitaire du port, sont considérés comme contaminés, sont désinfectés ;

5° Les parties du navire qui ont été habitées par les malades atteints de choléra, ou qui sont considérées par l'autorité sanitaire comme contaminées, sont désinfectées ;

6° L'eau de la cale est évacuée après désinfection.

L'autorité sanitaire peut ordonner la substitution d'une bonne eau potable à celle qui est emmagasinée à bord.

Il peut être interdit de laisser s'écouler ou de jeter dans les eaux du port les déjections humaines, à moins de désinfection préalable.

Art. 27. — Les navires *suspects de choléra* sont soumis aux mesures qui sont prescrites sous les numéros 1°, 4°, 5° et 6° de l'article 26.

L'équipage et les passagers peuvent être soumis à une surveillance qui ne doit pas dépasser cinq jours à dater de l'arrivée du navire. Il est recommandé d'empêcher, pendant le même temps, le débarquement de l'équipage, sauf pour raisons de service.

Art. 28. — Les navires *indemnes de choléra* sont admis à la libre pratique immédiate, quelle que soit la nature de leur patente.

Le seul régime que puisse prescrire à leur sujet l'autorité du port d'arrivée consiste dans les mesures prévues aux numéros 1°, 4° et 6° de l'article 26.

L'équipage et les passagers peuvent être soumis, au point de vue de leur état de santé, à une surveillance qui ne doit pas dépasser cinq jours à compter de la date où le navire est parti du port contaminé.

Il est recommandé d'empêcher, pendant le même temps, le débarquement de l'équipage, sauf pour raisons de service.

L'autorité compétente du port d'arrivée peut toujours réclamer sous serment un certificat du médecin du bord ou, à son défaut, du capitaine, attestant qu'il n'y a pas eu de cas de choléra sur le navire depuis le départ.

Art. 29. — L'autorité compétente tiendra compte, pour l'application des mesures indiquées dans les articles 21 à 28, de la présence d'un médecin et d'appareils de désinfection (étuves) à bord des navires des trois catégories susmentionnées.

En ce qui concerne la peste, elle aura égard également à l'installation à bord d'appareils de destruction des rats.

Les autorités sanitaires des Etats auxquels il conviendrait de s'entendre sur ce point pourront dispenser de la visite médicale et d'autres mesures les navires indemnes qui auraient à bord un médecin spécialement commissionné par leur pays.

Art. 30. — Des mesures spéciales peuvent être prescrites à l'égard des navires encombrés, notamment des navires d'émigrants ou de tout autre navire offrant de mauvaises conditions d'hygiène.

Art. 31. — Tout navire qui ne veut pas se soumettre aux obligations imposées par l'autorité du port en vertu des stipulations de la présente convention est libre de reprendre la mer.

Il peut être autorisé à débarquer ses marchandises après que les précautions nécessaires auront été prises, savoir :

1° Isolement du navire, de l'équipage et des passagers ;

2° En ce qui concerne la peste, demande de renseignements relatifs à l'existence d'une morbidité insolite parmi les rats ;

3° En ce qui concerne le choléra, évacuation de l'eau de cale après désinfection et substitution d'une bonne eau potable à celle qui est emmagasinée à bord.

Il peut également être autorisé à débarquer des passagers qui en font la demande, à la condition que ceux-ci se soumettent aux mesures prescrites par l'autorité locale.

Art. 32. — Les navires d'une provenance contaminée qui ont été désinfectés et ont été l'objet de mesures sanitaires appliquées d'une façon suffisante, ne subiront pas une seconde fois ces mesures à leur arrivée dans un port nouveau, à la condition qu'il ne se soit produit aucun cas depuis que la désinfection a été pratiquée et qu'ils n'aient pas fait escale dans un port contaminé.

Quand un navire débarque seulement des passagers et leurs bagages ou la malle postale, sans avoir été en communication avec la terre ferme, il n'est pas considéré comme ayant touché le port.

ART. 33. — Les passagers arrivés par un navire infecté ont la faculté de réclamer de l'autorité sanitaire du port un certificat indiquant la date de leur arrivée et les mesures auxquelles ils sont été soumis, ainsi que leurs bagages.

ART. 34. — Les bateaux de cabotage feront l'objet d'un régime spécial à établir d'un commun accord entre les pays intéressés.

ART. 35. — Sans préjudice du droit qu'ont les gouvernements de se mettre d'accord pour organiser des stations sanitaires communes, chaque pays doit pourvoir au moins un des ports du littoral de chacune de ses mers d'une organisation et d'un outillage suffisants pour recevoir un navire, quel que soit son état sanitaire.

Lorsqu'un navire indemne, venant d'un port contaminé, arrive dans un grand port de navigation maritime, il est recommandé de ne pas le renvoyer à un autre port en vue de l'exécution des mesures sanitaires prescrites.

Dans chaque pays, les ports ouverts aux provenances de ports contaminés de peste ou de choléra doivent être outillés de telle façon que les navires indemnes puissent y subir, dès leur arrivée, les mesures prescrites, et ne soient pas envoyés, à cet effet, dans un autre port.

Les gouvernements feront connaître les ports qui sont ouverts chez eux aux provenances de ports contaminés de peste ou de choléra.

ART. 36. — Il est recommandé que, dans les grands ports de navigation maritime, il soit établi :

a) Un service médical régulier du port et une surveillance médicale permanente de l'état sanitaire des équipages et de la population du port ;

b) Des locaux appropriés à l'isolement des malades et à l'observation des personnes suspectes ;

c) Des installations nécessaires à une désinfection efficace et des laboratoires bactériologiques ;

d) Un service d'eau potable non suspecte à l'usage du port et l'application d'un système présentant toute la sécurité possible pour l'enlèvement des déchets et ordures.

SECTION IV. — *Mesures aux frontières de terre. — Voyageurs. — Chemins de fer. — Zones frontières. — Voies fluviales.*

ART. 37. — Il ne doit plus être établi de quarantaines terrestres.

Seules, les personnes présentant des symptômes de peste ou de choléra peuvent être retenues aux frontières.

Ce principe n'exclut pas le droit, pour chaque État, de fermer au besoin, une partie de ses frontières.

Art. 38. — Il importe que les voyageurs soient soumis, au point de vue de leur état de santé, à une surveillance de la part du personnel des chemins de fer.

Art. 39. — L'intervention médicale se borne à une visite des voyageurs et aux soins à donner aux malades. Si cette visite se fait, elle est combinée, autant que possible, avec la visite douanière, de manière que les voyageurs soient retenus le moins longtemps possible. Les personnes visiblement indisposées sont seules soumises à un examen médical approfondi.

Art. 40. — Dès que les voyageurs venant d'un endroit contaminé seront arrivés à destination, il serait de la plus haute utilité de les soumettre à une surveillance qui ne devrait pas dépasser dix ou cinq jours à compter de la date du départ, suivant qu'il s'agit respectivement de peste ou de choléra.

Art. 41. — Les gouvernements se réservent le droit de prendre des mesures particulières à l'égard de certaines catégories de personnes, notamment des bohémiens et des vagabonds, des émigrants et des personnes voyageant ou passant la frontière par troupes.

Art. 42. — Les voitures affectées au transport des voyageurs, de la poste et des bagages ne peuvent être retenues aux frontières.

S'il arrive qu'une de ces voitures soit contaminée ou ait été occupée par un malade atteint de peste ou de choléra, elle sera détachée du train pour être désinfectée le plus tôt possible.

Il en sera de même pour les wagons à marchandises.

Art. 43. — Les mesures concernant le passage aux frontières du personnel des chemins de fer et de la poste sont du ressort des administrations intéressées. Elles sont combinées de façon à ne pas entraver le service.

Art. 44. — Le règlement du trafic-frontière et des questions inhérentes à ce trafic, ainsi que l'adoption des mesures exceptionnelles de surveillance, doivent être laissés à des arrangements spéciaux entre les États limitrophes.

Art. 45. — Il appartient aux gouvernements des États riverains de régler, par des arrangements spéciaux, le régime sanitaire des voies fluviales.

. . . .

TITRE II. — DISPOSITIONS SPÉCIALES AUX PAYS SITUÉS HORS D'EUROPE.

. . . .

CHAPITRE II

PROVENANCES PAR TERRE

Section I. — *Règles générales.*

Art. 83. — Les mesures prises sur la voie de terre contre les provenances des régions contaminées de peste ou de choléra doivent être conformes aux principes sanitaires formulés par la présente convention.

Les pratiques modernes de la désinfection doivent être substituées aux quarantaines de terre. Dans ce but, des étuves et d'autres outillages de désinfection seront disposés dans des points bien choisis sur les routes suivies par les voyageurs.

Les mêmes moyens seront employés sur les lignes de chemins de fer créées ou à créer.

Les marchandises seront désinfectées suivant les principes de la présente convention.

Art. 84. — Chaque gouvernement est libre de fermer au besoin une partie de ses frontières aux passagers et aux marchandises, dans les endroits où l'organisation d'un contrôle sanitaire rencontre des difficultés.

. . . .

IV. — Dispositions diverses

Art. 177. — Chaque gouvernement déterminera les moyens à employer pour opérer la désinfection et la destruction des rats (1).

Art. 178. — Le produit des taxes et des amendes sanitaires ne peut, en aucun cas, être employé à des objets autres que ceux relevant des conseils sanitaires.

Art. 179. — Les hautes parties contractantes s'engagent à faire rédiger par leurs administrations sanitaires une instruction destinée à mettre les capitaines des navires, surtout lorsqu'il n'y a pas de médecin à bord, en mesure d'appliquer les prescriptions contenues dans la présente convention en ce qui concerne la peste et le choléra, ainsi que les règlements relatifs à la fièvre jaune.

---

(1) Les moyens de désinfection suivants sont donnés à titre d'indications.

Les hardes, vieux chiffons, pansements infectés, les papiers et autres objets sans valeur doivent être détruits par le feu.

Les effets à usage individuel, les objets de literie, les matelas souillés par le bacille pesteux sont sûrement désinfectés :

Par le passage à l'étuve à vapeur sous pression ou à l'étuve à vapeur fluente à 100 degrés ;

Par l'exposition aux vapeurs de formol.

Les objets qui peuvent, sans détérioration, être trempés dans des solutions antiseptiques (couvertures, linges, drap de lit) peuvent être désinfectés au moyen des solutions de sublimé à 1 p. 1.000, d'acide phénique à 3 p. 100, de formol à 1 p. 100 (une partie de la solution commerciale de formaldéhyde à 40 p. 100), ou au moyen des hypochlorites alcalins (de soude, de potasse à 1 p. 100, c'est-à-dire une partie de la solution usuelle d'hypochlorite commercial.

Il va sans dire que le temps de contact doit être assez long pour que les germes desséchés soient bien pénétrés par solutions antiseptiques. Quatre à six heures suffisent.

MINISTÈRE DE L'INTÉRIEUR

INSTRUCTIONS CONTRE LE CHOLÉRA

Le germe du choléra est contenu dans les déjections et les matières de vomissement des malades. Il se transmet surtout par l'eau, les linges et les vêtements.

I. — Prophylaxie personnelle.

Suivre une hygiène sévère.

Eviter toutes les causes de fatigue ; les refroidissements, surtout lorsque le corps est en sueur ; les excès de toute nature, de vin, de liqueurs alcooliques ; l'usage exagéré de l'eau glacée.

S'abstenir de fruits verts, de crudités.

L'eau potable doit être l'objet d'une attention toute particulière ; elle devra être bouillie si son origine inspire des doutes.

Les eaux minérales naturelles, dites eaux de table, sont recommandées.

II. — Isolement du malade.

Le malade atteint de choléra doit être isolé.

Le malade est tenu dans un état constant de propreté.

Les personnes appelées à lui donner des soins pénètrent seules près de lui.

Elles s'astreignent aux règles suivantes :

Ne prendre aucune boisson ni aucune nourriture dans la chambre du malade ;

Ne jamais manger sans s'être lavé les mains avec du savon et une solution désinfectante ;

Se laver fréquemment la figure avec une solution désinfectante ;

Se rincer la bouche de temps en temps et avant de manger avec une solution désinfectante.

III. — Chambre du malade.

La chambre est aérée plusieurs fois par jour.

Les rideaux, tentures, tapis et tous les meubles qui ne sont pas indispensables sont enlevés.

Le lit est placé au milieu de la chambre.

IV. — Désinfection.

Les désinfectants principalement recommandés sont :

Le sulfate de cuivre ;

Le chlorure de chaux fraîchement préparé ;

Le lait de chaux fraîchement préparé (1) ;

Le sublimé ;

Le permanganate de potasse.

On fera usage de deux solutions suivant les circonstances indiquées plus bas :

L'une forte :

Sulfate de cuivre, chlorure de chaux 5 p. 100, c'est-à-dire 50 grammes de sulfate de cuivre, de chlorure de chaux dans un litre d'eau : lait de chaux, 20 p. 100.

L'autre faible :

Sulfate de cuivre, chlorure de chaux 2 p. 100, c'est-à-dire 20 grammes de ces substances dans un litre d'eau : lait de chaux, 7 p. 100.

La solution de sublimé sera employée à 1 p. 1.000 (*forte*) ou à un demi p. 1.000 (*faible*), suivant les cas. La solution de sublimé sera colorée avec la fuchsine ou l'éosine additionnée de 10 grammes d'acide chlorhydrique par litre.

La solution de permanganate de potasse à 1 p. 1.000 sera associée à la solution de sublimé à 1 p. 1.000.

Lavage de la figure et des mains. — Pour le lavage des mains, se servir de la solution faible.

Rinçage de la bouche. — Pour se rincer la bouche, employer une solution d'acide chlorhydrique au 4/1.000 (4 grammes d'acide chlorhydrique pour un litre d'eau).

Déjections. — Toutes les déjections des malades (matières de vomissements et matières fécales) sont immédiatement désinfectées avec l'une des solutions fortes. Le lait de chaux est particulièrement recommandé.

Un verre de l'une de ces solutions est versé préalablement dans le vase destiné à recevoir les déjections.

Ces déjections sont immédiatement jetées dans les cabinets, qui sont également désinfectés deux fois par jour avec l'une des solutions fortes.

Cabinets d'aisances. Eviers. — Comme les cabinets d'aisances, les éviers sont lavés deux fois par jour avec une des solutions fortes.

Linge de corps. — Les linges de corps *souillés* peuvent être traités de deux façons :

---

(1) Pour avoir du lait de chaux très actif, on prend de la chaux de bonne qualité, on la fait se déliter en l'arrosant petit à petit avec la moitié de son poids d'eau. Quand la délitescence est effectuée, on met la poudre dans un récipient soigneusement bouché et placé dans un endroit sec. Comme un kilogramme de chaux qui a absorbé 500 grammes d'eau pour se déliter a acquis un volume de 2 lit. 200, il suffit de la délayer dans le double de son volume d'eau, soit 4 lit. 400 pour avoir un lait de chaux qui soit environ à 20 p. 100. Pour désinfecter les selles des cholériques, on verse dessus une proportion de lait égale en volume à 2 p. 100.

A. — Par le passage à l'étuve : les linges contaminés, *mais non tachés* de sang, de pus, de matières fécales, etc., peuvent être placés directement dans l'étuve.

Les linges contaminés et *tachés* devront séjourner pendant une heure au moins dans une solution de permanganate de potasse à 1 p. 1.000 avant le passage à l'étuve. Faute d'observer cette précaution on s'exposerait à voir les taches fixées d'une façon indélébile.

B. — Un moyen simple, économique et sans inconvénient, consiste à désinfecter le linge en le plongeant pendant une heure dans un baquet contenant de l'eau additionnée pour 1.000 grammes d'un gramme de sublimé corrosif et d'un gramme de permanganate de potasse.

Les linges *non souillés* sont plongés dans une solution désinfectante faible. Les mêmes précautions sont prises par le blanchisseur. Aucun de ces linges n'est lavé dans un cours d'eau. L'eau pouvant être ensuite bue deviendrait le point de départ d'une nouvelle épidémie.

Habits. — Les habits des malades et des gardes-malades sont placés dans une étuve à désinfection par la vapeur sous pression pendant une demi-heure, ou bien dans l'eau maintenue bouillante pendant une demi-heure.

Si ces deux procédés ne peuvent être employés, les habits sont désinfectés par l'acide sulfureux de la façon qui est indiquée ci-dessous (*désinfection du logement infecté*).

Les habits souillés par les déjections des cholériques sont plongés pendant une heure dans l'une des solutions fortes.

Planchers, tapis, meubles. — Les taches ou souillures sur les planchers, les tapis, les meubles, etc., sont immédiatement lavées avec l'une des solutions fortes.

Matelas, literie, couvertures. — Ils sont placés dans une étuve à désinfection par la vapeur ou, à son défaut, soumis à la désinfection par l'acide sulfureux.

Cadavres. — Les cadavres sont le plus promptement possible placés dans un cercueil étanche, c'est-à-dire bien joint et bien clos, et contenant une épaisseur de 5 à 6 centimètres de sciure de bois, de façon à empêcher la filtration des liquides.

Ils seront immédiatement enterrés.

Désinfection du logement infecté.

La chambre habitée par un malade atteint de choléra n'est habitée de nouveau qu'après désinfection complète.

A. *Désinfection par l'acide sulfureux.* — On procédera par la combustion de 40 grammes de soufre par mètre cube de l'espace à désinfecter en opérant de la façon suivante :

On colle quelques bandes de papier sur les fissures ou joints qui pourraient laisser échapper les vapeurs sulfureuses.

On fait bouillir sur un réchaud pendant une demi-heure une certaine quantité d'eau, de manière à remplir la chambre de vapeur.

Du soufre concassé en très petits morceaux est placé dans des vases en terre ou en fer peu profonds, largement ouverts et d'une contenance d'environ un litre.

Les vases en fer sont d'une seule pièce ou rivés sans soudure.

Pour éviter le danger d'incendie, on place les vases contenant le soufre au centre de bassins en fer ou de baquets contenant une couche de 5 à 6 centimètres d'eau.

Pour enflammer le soufre, on l'arrose d'un peu d'alcool, ou on le recouvre d'un peu de coton largement imbibé de ce liquide auquel on met le feu.

Le soufre étant enflammé, on ferme les portes de la pièce et on colle des bandes de papier sur les joints.

La chambre n'est ouverte qu'au bout de vingt-quatre heures.

B. *Désinfection par le sublimé.* — La désinfection des murs crépis, blanchis à la chaux, couverts de papiers de tenture, sera faite méthodiquement sur toute la surface des parois des chambres, à l'aide de pulvérisations avec la solution forte de sublimé. On commencera à pulvériser cette solution à la partie supérieure de la paroi suivant une ligne horizontale et l'on descendra successivement, de telle sorte que toute la surface soit couverte d'une couche de liquide en fines gouttelettes.

Les planchers, carrelages, boiseries ou pisés seront lavés à l'eau bouillante, balayés, essuyés et arrosés avec la même solution.

Il est extrêmement important que les personnes chargées de la désinfection soient munies de vêtements spéciaux, y compris les pantalons et les chaussures, et qu'en rentrant elles quittent ces vêtements qui devront être désinfectés et ne devront avoir aucun contact avec ceux repris par les désinfecteurs.

L'administration municipale veillera à la désinfection et, au défaut des habitants, y procédera d'office.

Il est de son devoir d'assurer un abri aux habitants du logement pour procéder à une purification sérieuse.

La chambre n'est réhabitée qu'après avoir subi une ventilation d'au moins vingt-quatre heures.

V. — Hygiène privée.

Eau potable. — On doit veiller avec un grand soin à la pureté de l'eau potable.

En cas d'épidémie, boire de l'eau bouillie.

L'eau provenant des puits susceptibles d'être souillés est prohibée.

Les boulangers ne doivent jamais, dans la fabrication du pain, se servir de l'eau de ces puits.

Sont interdits dans les cours d'eau le lavage des linges contaminés, ainsi que la projection de toute matière des déjections.

Diarrhée prodomique. — Il y a lieu d'accorder une attention toute spéciale à l'état général de la santé publique, afin d'empêcher que les maladies accidentelles et peu graves par elles-mêmes, notamment celles des organes digestifs, ne créent des dispositions individuelles favorables au développement du choléra.

Il est donc nécessaire d'instituer des *visites médicales préventives*. Les médecins désignés à cet effet exercent une surveillance sur la santé des habitants de leur quartier et insistent près des familles sur la nécessité de traiter immédiatement les dérangements intestinaux.

Déclaration obligatoire. — Tout cas de choléra ou suspect de choléra doit être immédiatement déclaré à la mairie.

Isolement. — Le malade est immédiatement isolé.

Inspection. — Dans toute maison où survient un cas de choléra une inspection est faite immédiatement par un médecin délégué de l'administration municipale qui prend d'urgence toutes les mesures nécessaires pour l'isolement et la désinfection.

Transport à l'hôpital ou dans une ambulance spéciale. — Lorsqu'un cas de choléra se déclare dans une chambre renfermant plusieurs habitants, le malade est transporté à l'hôpital ou dans une ambulance spéciale.

Les chances de guérison sont alors plus grandes et la transmission n'est pas à redouter.

Voitures. — Les voitures dans lesquelles ont été transportés des malades atteints de choléra doivent être désinfectées ; elles seront lavées avec l'une des solutions fortes.

VI. — Hygiène publique.

Toutes les causes d'insalubrité qui préparent le terrain à l'invasion des épidémies doivent être écartées lorsqu'il s'agit de choléra.

Aussi les règles d'hygiène générale, applicables en tout temps, seront plus rigoureusement observées en temps de choléra, surtout en ce qui concerne :

La pureté de l'eau potable ;

Les agglomérations d'individus, les fêtes, les foires, les pèlerinages ;

La surveillance et l'approvisionnement des marchés ;

La propreté du sol ;

Le contrôle minutieux des puits et la recherche des causes possibles d'infection ;

L'enlèvement régulier des immondices (1) ;

La propreté des habitations ;

La surveillance particulière des locaux, ateliers, chantiers, etc.,

---

(1) *Ordures ménagères*. — Les ordures ménagères, placées dans une caisse bien fermée, sont arrosées deux fois par jour avec l'une des solutions forte en quantité suffisante.

Quand la caisse a été vidée, on verse à l'intérieur un verre d'une solution désinfectante forte.

Fumiers, amas d'immondices. — Les fumiers et amas d'immondices ne sont enlevés qu'après avoir été largement arrosés avec une des solutions désinfectantes fortes.

La propreté et la désinfection régulière des cabinets d'aisances publics et privés ;

La surveillance et la désinfection des fosses d'aisances ;

L'entretien et le lavage des égoûts (1), etc...

La sollicitude de l'administration doit surtout porter sur la salubrité des quartiers et des habitations qui, lors des épidémies antérieures, ont été frappés par le choléra.

Le Rapporteur,
A. PROUST.

Instructions adoptées par le Comité consultatif d'hygiène publique de France.

Le Président,
P. BROUARDEL.

---

(1) Si l'on craint l'invasion d'une épidémie, pendant la *période qui peut précéder* cette épidémie, les égouts, les canaux, etc., sont complètement curés, les fosses d'aisances vidées de façon qu'il y ait le moins de mouvement de matières en putréfaction *pendant* l'épidémie.

MINISTÈRE DE LA MARINE

CIRCULAIRE

du Sous-Secrétaire d'État de la Marine, du 3 Octobre 1909, relative à la prophylaxie du choléra. *(Insérée au* Journal Officiel *du 4 Octobre 1909).*

Instructions prophylactiques applicables au choléra. — Choléra abortif ou ébauché (diarrhée cholérique ou cholérine) et choléra caractérisé (a).

I. — NOTIONS GÉNÉRALES SUR LE CHOLÉRA (1). — MODE DE TRANSMISSION

Le choléra se propage hors de ses foyers endémiques par l'homme. L'agent pathogène est un vibrion qui ne *sporule* pas, qui pénètre dans l'organisme pas la voie digestive, se développe et se multiplie dans l'intestin, s'y cantonne et, de là, par la toxine qu'il secrète, sans se généraliser jamais, détermine ces symptômes d'intoxication organique qui constituent le tableau clinique du choléra. Contenus dans les déjections des malades, selles et vomissements, et issu du malade avec elles, les germes peuvent arriver à l'homme sain par des voies diverses, soit directement, soit indirectement ; ils se transmettent surtout par le contact de ces déjections, par les mains des personnes qui entourent et soignent les cholériques, par les linges, les vêtements, les ustensiles et menus objets, les objets de literie, les aliments et l'eau contaminée ; les mouches sont capables de les transporter après avoir souillé leurs pattes et leurs trompes. S'il est possible que l'air les véhicule, il n'agit que dans un court rayon et par des germes desséchés, c'est-à-dire déjà plus ou moins atteints dans leur végétabilité et leur virulence. En réalité, l'eau d'alimentation est le véhicule dominant, le principal agent de diffusion. La plupart des cas n'ont pas d'autre lieu entre eux.

Il est enfin définitivement acquis que des personnes provenant d'un milieu infecté, et n'ayant jamais présenté de symptômes morbides, peuvent cependant porter et émettre dans leurs matières fécales des vibrions capables de devenir cholérigènes, de faire de la contagion et de l'infection chez les autres.

L'incubation du choléra est brève ; elle demande au minimum quelques heures, au maximum cinq à six jours.

(1) Notions conduisant à la prophylaxie rationnelle.

(a) Le texte de ces instructions est extrait du *Bulletin Officiel* du Ministère de la Marine française, n° 27, 1909.

Le choléra se classe parmi les maladies évitables ; les moyens de l'éviter sont connus, il faut vouloir les appliquer.

Les mesures de préservation et la désinfection sont obligatoires dès que naît la suspicion, pendant tout le cours de la maladie confirmée, enfin après le transport du malade, sa guérison ou son décès.

II. — PRESCRIPTIONS ESSENTIELLES A SUIVRE AUTOUR DU MALADE, A SON CONTACT

Isoler le malade et n'en permettre l'approche qu'aux personnes appelées à le soigner. En principe, l'hospitaliser aussitôt que possible, toutes les fois que les circonstances le permettent.

Recueillir les déjections (selles et matières vomies) dans des vases contenant un liquide antiseptique et ne les rejeter dans les cabinets ou fosses d'aisances qu'après un contact suffisamment prolongé avec ce liquide. En aucun cas, elles ne seront déposées à la surface du sol, à portée des insectes. En l'absence de fosses d'aisances, elles seront enfouies dans le sol, loin des sources, des puits, des canalisations d'eau. Sur mer, elles seront évacuées par un cabinet d'aisance, toujours le même, réservé au malade et au personnel traitant.

Plonger dans des récipients remplis d'eau additionnée d'une solution désinfectante ou soumettre à l'ébullition suffisamment prolongée tous les linges ayant servi aux malades. Ces linges ne seront jamais envoyés au lavoir ou aux blanchisseries avant d'avoir été désinfectés. La même prescription s'applique au cardage ou à l'épuration des matelas, objets de literie ou couvertures.

Ne jamais jeter, secouer ou exposer aux fenêtres, aux hublots et sabords, sur le pont, dans les batteries, etc., aucun linge, vêtement, objet de literie, etc., ayant servi au malade ou provenant des locaux occupés par lui. Si les linges ou vêtements souillés ne peuvent être immédiatement désinfectés, ils doivent être, en attendant, soigneusement enveloppés dans des sacs ou toiles fortes et soustraits à toute manipulation.

Les linges sans valeur ou usés, les ouates et objets de pansement salis sont de préférence immédiatement détruits par le feu : ils ne sauraient être en tout cas rejetés à la mer ou dans les fosses, ou enfouis avant d'avoir séjourné pendant une heure dans une solution désinfectante forte.

Après évacuation éventuelle du malade ou terminaison de la maladie, la désinfection totale porte sur les locaux occupés par lui et son personnel traitant, sur les objets de literie, les linges, les vêtements et tous les objets avec lesquels il s'est trouvé en contact immédiat ou médiat.

Les ustensiles de cuisine, tasses, verres, cuillers, etc., les crachoirs, les récipients qui en tiennent lieu doivent être plongés pendant une heure dans une solution désinfectante ou dans de l'eau qu'on portera à l'ébullition, puis soigneusement nettoyés.

Les petits objets à usage personnel du malade : livres, jouets, crayons, fournitures de bureau, porte monnaie, les objets de toilette non métalliques sont détruits par le feu, le plus possible sur place, toutes les fois que la faible valeur de ces objets le permet ou soumis à la désinfection par dégagement d'un gaz antiseptique tel que l'aldéhyde formique gazeuse.

Les aliments ayant séjourné dans la chambre contaminée seront sacrifiés ; ils ne pourraient, en tout cas, être consommés qu'après avoir subi une nouvelle cuisson.

L'évacuation du malade sur l'hôpital, si elle est décidée, sera faite avec toutes les garanties prophylactiques réalisables : les détails ne sauraient en être réglés ici, mais ils découlent des instructions qui précèdent et de celles qui vont suivre. Les objets de literie, les cadres ou brancards qui auront servi au transport ne feront retour qu'après désinfection à l'hôpital. Du bord, l'évacuation se fera à l'aide d'une embarcation remorquée, qui sera désinfectée à son retour et mise en réserve pendant quelques jours en vue de nouveaux transports. Le personnel utilisé au contact du malade sera isolé dans une partie du navire et mis en observation pendant sept jours.

III. — RECOMMANDATIONS SPÉCIALES APPLICABLES AUTOUR DU MALADE, A SON CONTACT

Les personnes qui soignent le malade revêtiront, par-dessus leurs vêtements dès leur entrée dans le local d'isolement et pour tout le temps de leur séjour, une longue blouse ou sarrau, dont les manches seront assez courtes pour échapper à des contacts dangereux et faciliter le lavage des mains ; elles porteront également des chaussures qu'elles déposeront en sortant, ou bien elles recouvriront leurs souliers de ville avec des chaussures en caoutchouc, susceptibles d'être rapidement et suffisamment désinfectées avec des linges imbibés de solutions antiseptiques (sublimé à 1 p. 1,000 sans alcool, ou eau de Javel à 1 p. 50).

Elles s'abstiendront rigoureusement de boire et de manger dans la chambre du malade.

En règle absolue, elles désinfecteront rigoureusement leurs mains, dont les ongles seront toujours taillés courts, avec la brosse et le savon et finalement avec un liquide antiseptique, avant de les porter à leur bouche, à leur nez, etc., avant de se servir de leur mouchoir, enfin avant d'aller prendre leurs repas ; la désinfection des mains sera avantageusement complétée par celle de la figure, en utilisant une solution antiseptique appropriée.

Avant de manger, elles se rinceront la bouche avec un liquide suffisamment antiseptique.

Elles supprimeront les courants d'air et, avec eux, le transport des poussières et des germes à courte, mais encore dangereuse distance.

Elles éviteront autant que possible la souillure des objets de literie, notamment des matelas, en plaçant sous le malade un tissu ou un papier imperméables.

Elles défendront le local contre les mouches en faisant de la protection mécanique, c'est-à-dire en disposant, à toutes les ouvertures, des treillages métalliques ou du tulle, suivant les ressources, cloués sur des châssis aux dimensions voulues, et elles s'efforceront de détruire celles qui pourraient pénétrer en utilisant les liquides préparatoires préconisés à cet effet (1).

Enfin, elles se mettront à l'abri des autres insectes, puces, punaises, moustiques, etc.

IV. — PROPHYLAXIE A DISTANCE DU MALADE. — MESURES A APPLIQUER EN MILIEU CONTAMINÉ OU MENACÉ

Les médecins enseigneront autour d'eux que, pour se mettre pour ainsi dire infailliblement à l'abri du choléra, il ne faut faire usage que d'une eau bactériologiquement pure, ne consommer que du lait bouilli, s'abstenir de fruits crus, savoir et vouloir laver rationnellement ses mains après tout contact suspect, notamment à la sortie des cabinets d'aisances, et en règle absolue avant les repas ; éviter, enfin, tout ce qui peut rompre l'équilibre intestinal.

L'eau de boisson sera de l'eau bouillie (une ébullition de cinq minutes est suffisante), distillée, stérilisée par la chaleur à 115 degrés, 120 degrés, ou encore épurée par un procédé d'ordre chimique : cette dernière épuration, si elle est impuissante contre les spores, donne une eau bacillairement pure ; elle est donc suffisante vis-à-vis du vibrion cholérique. Les filtres ne sont pas à recommander dans un tel milieu : beaucoup parmi eux ne sont que des clarificateurs perfectionnés, donnant une fausse et dangereuse sécurité, et les meilleurs demandent une surveillance pour ainsi dire incessante, bien difficile à obtenir. Il existe des exemples d'épidémies graves provoquées par des filtres qui avaient échappé un moment à la surveillance et fonctionné d'une manière défectueuse.

Veiller à l'observation stricte, à bord des navires, de la prescription édictée par la dépêche ministérielle du 1er avril 1900 et des mesures qui peuvent en découler : « un tuyautage spécial complètement indépendant des autres canalisations de distribution d'eau sera installé pour conduire l'eau distillée aux charniers et dans les offices. En aucun cas, ce tuyautage ne devra recevoir d'eau non distillée ».

Surveiller de très près le fonctionnement des appareils à distillation et empêcher par tous les moyens la pollution des réservoirs ; au moindre doute, faire appel au contrôle bactériologique et agir selon ses indications.

---

(1) Par exemple, en disposant dans des soucoupes des morceaux de sucre imbibés discrètement de formol du commerce, ou encore en exposant dans le local des papiers à enduit gluant qui attirent et fixent les mouches.

Comme l'eau, le lait ne sera consommé qu'après ébullition ou stérilisation par un procédé de sécurité ; il doit être, en effet, toujours tenu pour suspect, parce qu'il peut avoir été coupé d'eau impure ou encore recueilli par des mains souillées ou dans des vases lavés récemment avec une eau contaminée.

La suspicion portera également sur le beurre : ne pas le consommer cru.

Proscrire d'une façon absolue l'usage de la glace dans les boissons, en expliquant, pour convaincre les intéressés et les défendre contre toute défaillance, que la glace est trop souvent fabriquée avec des eaux impures, que si le vibrion cholérique est tué par des températures de + 50° à 60°, il est capable, par contre, de résister à une température de — 10°. La glace peut donc introduire directement dans le tube digestif le germe infectieux vivant ; elle peut encore favoriser son passage à travers l'estomac, notre premier défenseur sur cette voie, en déterminant par le mécanisme du coup de froid, une immobilisation physiologique de plus ou moins longue durée.

Eliminer de l'alimentation toutes les crudités, spécialement les salades et tous les fruits qui, n'étant pas protégés par une peau épaisse, peuvent être consommés sans avoir été pelés, ceux encore qui sont généralement ingérés avec leurs pépins. Ils sont dangereux à double titre : trop souvent ils ont été arrosés ou lavés avec une eau souillée, ou encore maniés par des mains contaminées, et beaucoup d'entre eux, par le mécanisme de l'indigestion, peuvent provoquer la diarrhée, une des causes préparatoires du choléra. D'une manière générale, user de fruits *cuits* : exceptionnellement pourront être tolérés les fruits protégés par une peau, dont l'origine offrira toute sécurité, qui pourront être lavés en dernier terme avec de l'eau bouillie ou stérilisée, ou encore soumis à une insolation suffisamment prolongée.

Eliminer également les huîtres et tous les coquillages qui sont consommés crus.

De même, s'abstenir d'aliments froids, de charcuterie et de pâtisserie non réchauffable, en raison de leur souillure possible par les mouches. Veiller à ce que tous les plats restent couverts jusqu'au moment du repas, etc...

Si le pain n'a pas été fabriqué sur place, si donc, il a pu être manipulé par des mains suspectes et souillé par les mouches, le soumettre, avant sa consommation, une deuxième fois au four, à une température capable d'accentuer en cinq à dix minutes sa teinte dorée, de le roussir ; à défaut de four, procéder par flambage ou, si possible, utiliser l'exposition au soleil, en assurant un contact de dix minutes environ à chacune des faces du pain, en ne confiant cette tâche qu'à des hommes convaincus de son importance et à des mains propres, en se préoccupant encore qu'à chacune des phases de l'opération la partie désinfectée soit mise en contact avec une surface neuve, venant d'être insolée et désinfectée elle-même, etc.

Eviter tout ce qui débilite l'organisme, tout ce qui peut amoindrir ses moyens de défense, faire de la réceptivité individuelle et ouvrir la porte au choléra.

Se garder des écarts de régime, des repas trop abondants et des excès de boissons. Considérer comme nocives et non comme favorables les boissons alcoolisées.

Eviter les refroidissements directs sur le ventre, ainsi que les répercussions *à frigoré*, en particulier les refroidissements des membres inférieurs, au besoin supprimer les exercices et réduire au strict minimum les travaux qui y exposent en veillant de plus près encore à l'observation des règles d'hygiène courante, par exemple, en faisant procéder au changement du linge de corps et des vêtements mouillés par l'eau ou la transpiration, dès que prendront fin les mouvements actifs.

Interdire aux hommes de dormir pendant la nuit sur le pont, en plein air. Dans le cas cependant où la chaleur ne permettrait à l'intérieur du navire qu'un sommeil insuffisamment réparateur, il serait indiqué d'autoriser les hommes à coucher sur le pont, mais vêtus de drap, protégés par une couverture de laine et à l'abri de tentes.

Supprimer les bains de mer et s'en tenir au lavage corporel individuel sous la douche, à l'eau douce tiède et sûrement indemne et au savon.

Eliminer des manœuvres et des travaux fatigants les hommes prédisposés à la contagion, soit par un terrain naturellement moins résistant, soit par un passé pathologique abdominal, soit par des troubles du tube digestif.

Eviter les surmenages de tout ordre.

Veiller à ce que le sommeil soit respecté la nuit. La continuité est indispensable à ce grand besoin physiologique, dont l'insuffisance débilite rapidement l'organisme et le prépare à l'infection. On s'attachera donc, surtout à bord des navires et au mouillage, à éviter les occasions de bruit et à supprimer les appels qui ne sont pas indispensables.

Se garder de purgatifs intempestifs et à doses exagérées : plus que jamais, le personnel doit rester sous l'action immédiate du médecin.

Le médecin rappellera autour de lui la nécessité de traiter immédiatement, dès le début, toute diarrhée par la diète hydrique, c'est-à-dire par la mise au repos fonctionnel de l'organe et l'abstention de toute médication intempestive. Ce sera gagner du temps, préparer efficacement l'intervention médicale, rendre son effet plus rapide et plus complet.

Au personnel détaché loin de lui et exposé de ce fait à attendre plus ou moins longuement ses soins, il donnera les instructions médicales indispensables en mettant à sa disposition quelques médicaments faciles à manier. L'acide lactique, sous forme de limonade ou en potion, fournit à ce sujet un exemple à citer : c'est un médicament à la fois antiseptique, astringent et acide, c'est-à-dire particulièrement indiqué contre les diarrhées si dangereuses en temps d'épidémie cholérique.

Il convaincra chacun de la nécessité du lavage *efficace* des mains après tout contact suspect, surtout à la sortie des cabinets d'aisances, et avant les repas. Il le démontrera, ce lavage ne saurait être efficace avec un lavabo à jet tombant d'une hauteur suffisante (1) que si le robinet peut être fermé avec le coude (2) et n'oblige pas une des mains à une nouvelle souillure ;— avec une cuvette basculante que si le rinçage est bien effectué, — enfin avec des cuvettes ordinaires que si l'on dispose de deux cuvettes, une pour le savonnage, l'autre pour le rinçage. Laisser les mains sécher spontanément quand on ne dispose pas d'un linge sûr pour les essuyer.

Un lavabo avec robinet à jet et se manœuvrant par le coude devrait toujours et partout exister à proximité des cabinets d'aisances. Partout, les lavabos seront alimentés en eau sûrement indemne.

A bord, le médecin poursuivra sans défaillance certaines pratiques invétérées qui constituent de véritables défis à l'hygiène. Ainsi il ne sera pas toléré que les mécaniciens et les chauffeurs, pour rafraîchir leur eau de boisson, utilisent des récipients de fortune, le plus souvent largement ouverts, les suspendent aux échelles des chaufferies, là où le courant est le plus actif, et les exposent fatalement à des souillures par les chaussures des hommes ; pratique dont les conséquences apparaissent particulièrement redoutables à des hommes que leur profession conduit à ingérer l'eau en grande quantié.

Pour prendre un autre exemple, il sera substitué à la pratique de l'épluchage des légumes par plats, là où elle existe encore, celle de l'épluchage par une « série » de corvée, sous la surveillance d'un gradé, avec dépôt des légumes épluchés dans un récipient unique jusqu'au moment de leur cuisson. Les plats de l'équipage seront ainsi soustraits à un contact d'autant plus dangereux que généralement les hommes, par insouciance, les utilisent pour les repas, sans leur avoir fait subir de nettoyage préalable.

On protégera les cabinets d'aisance contre les mouches, en grillageant les ouvertures qui peuvent leur donner passage. Leur désinfection, quelque difficile et incertaine qu'elle apparaisse, sera répétée plusieurs fois par jour. On exigera, avec un fonctionnement régulier des chasses d'eau, une propreté minutieuse et constante. Les abords seront nettoyés et désinfectés avec le même soin.

La persistance possible jusqu'à deux mois et plus, du vibrion dans l'intestin après une atteinte de choléra terminée par la gué-

---

(1) De tous les procédés, le seul qui donne véritablement satisfaction à l'hygiène tout en évitant le gaspillage de l'eau.

(2) Très simple, peu coûteux et partout improvisable, à bord surtout, est le dispositif qui le permet avec les robinets à clef du modèle commun.

rison, l'existence désormais démontrée, avec toutes les apparences de la santé, et pour avoir séjourné dans un milieu épidémique ou vécu dans le voisinage des malades, de porteurs chroniques de germes cholériques, germes de virulence atténuée sans doute, mais capables de s'exalter en profitant des plus prochaines circonstances favorisantes et d'essaimer la contagion avec les matières fécales, impliquent les dispositions complémentaires suivantes, réalisables à terre et sur les bâtiments qui, ne s'éloignant pas des côtes, sont à portée d'un laboratoire de bactériologie.

Mettre en observation et isoler pendant sept jours, individuellement ou collectivement suivant les ressources en locaux et leurs dispositions, les voisins de lit, de hamac, de poste et de plat de tout homme venant d'être atteint du choléra. Au delà de cette période, qu'on aura utilisée pour l'examen bactériologique des selles, on ne retiendra en surveillance bactériologique que ceux pour lesquels cet examen aura donné un résultat positif.

Maintenir à l'hôpital les malades sortant d'une atteinte de choléra et guéris, jusqu'à ce que l'examen bactériologique démontre l'absence du vibrion cholérique dans les matières fécales. Il ne sera donc pas délivré de congé au convalescent porteur de vibrions.

Soumettre dès son arrivée dans les dépôts ou groupements quelconques à un examen capable d'établir s'il est porteur de germes, tout homme provenant d'une région où sévit le choléra ; pour un marin, en particulier, ne le destiner à l'embarquement que si l'examen bactériologique des selles a pu être fait et a donné un résultat négatif.

Ne seront admis à manipuler les aliments, c'est-à-dire utilisés dans les cuisines, au service des tables, dans les cantines, etc..., que les hommes à l'abri de toute suspicion.

En temps d'épidémie et en tout foyer épidémique, les médecins seront guidés par le souci constant de dépister les formes larvées, ébauchées du choléra : tout cas suspect, même de très loin, sera l'objet d'un examen minutieux et d'un contrôle bactériologique.

Si des cas successifs se produisaient dans un groupe, autour d'un individu restant sain, on devrait considérer ce dernier comme porteur possible de vibrions et recourir à l'examen bactériologique de ses selles.

A bord des navires, enfin, des navires en séjour dans un port français à ressources suffisantes, si malgré la mise en action de toutes les mesures prophylactiques, les cas venaient à se multiplier, il y aurait lieu d'envisager l'opportunité de son évacuation en vue de sa désinfection totale et de la suppression du facteur « surpeuplement ». L'équipage sera transbordé ou débarqué et autant que possible essaimé.

Au Département seraient réservées et la décision et la détermination des moyens d'exécution. De même, pour les casernements à terre, l'évacuation et la désinfection totale pourraient être indiqués ou même s'imposer.

. . . .

VI. — VACCINATION ET SÉROTHÉRAPIE

Les différentes méthodes préconisées jusqu'à ce jour, en vue de vacciner l'homme contre le choléra (Ferran, Haffkine, Kolle, Strong), bien qu'elles aient été appliquées sur un nombre considérable d'individus, n'ont pas donné des résultats qui permettent d'être définitivement fixé sur leur efficacité. La question posée sera peut-être résolue par de nouvelles recherches. Il faut se réserver et attendre avec confiance.

Le sérum anticholérique, préparé à l'Institut Pasteur, d'après la méthode préconisée par Roux, Metchnikoff et Salimbeni, s'est montré très efficace, à titre préventif, dans le choléra expérimental et a donné les résultats les plus encourageants dans le traitement du choléra humain. Son efficacité à titre préventif chez l'homme semble donc assurée. Toutefois, en raison de la sécurité que procure l'observation des mesures de prophylaxie ordinaires, du faible approvisionnement de sérum dont dispose actuellement l'Institut Pasteur, en raison surtout de la courte durée de l'immunité (quinze jours environ) et des accidents anaphylactiques auxquels seraient exposés ceux qui, au delà de cette phase d'immunité, venant à contracter la maladie, recevraient une nouvelle injection de sérum (à titre curatif cette fois), la sérothérapie préventive paraît devoir être limitée aux individus reconnus porteurs de germes. Elle les mettra à l'abri de l'auto-infection ou plutôt de l'auto-intoxication dont les faits d'observation ont établi la possibilité. Toute demande de ce sérum sera adressée au sous-secrétariat d'Etat, qui fera effectuer les envois nécessaires par l'Institut Pasteur. A titre préventif, on injectera de 20 à 50 cc., selon l'approvisionnement que l'on possédera.

VII. — PRATIQUE DE DÉSINFECTION. — PROCÉDÉS A EMPLOYER (1)

1° *Pour les selles et les matières vomies* (déjections).

Crésylol sodique en solution forte à 4 p. 100. La formule du crésylol sodique liquide ou en solution alcaline concentrée de crésylol officinal est la suivante :

Crésylol officinal et soude caustique liquide, à parties égales. Effectuer le mélange dans un récipient en grès ou en métal : la réaction dégage beaucoup de chaleur et pourrait déterminer la rupture des récipients en verre.

Ne s'emploie que dilué, suivant les indications prescrites.

Est de tous les désinfectants un des plus simples, des plus actifs et des moins coûteux.

Eau de Javel étendue d'eau, de manière à obtenir une solution

(1) Le nombre et la variété des procédés de désinfection, indiqués pour chaque catégorie d'opérations, tous efficaces et utilisables, permettront un asssez large choix, suivant les circonstances et les ressources locales.

titrant 1 degré chlorométrique par litre d'eau. Le commerce livrant une eau de Javel titrant 30 à 33 degrés chlorométriques, employer des solutions au trentième.

Sulfate de cuivre en solution, à la dose de 50 grammes par litre.

Chlorure de chaux en solution, conservé dans des vases clos, à la dose de 20 gr. pour un litre d'eau (doit sentir fortement le chlore).

Le chlorure de chaux se trouve dans le commerce sous forme d'une poudre blanche, suffisamment soluble dans l'eau pour donner des solutions antiseptiques.

Voici comment on doit opérer d'après Chamberland et Fenbach : délayer peu à peu 100 grammes de chlorure de chaux du commerce dans 1,200 grammes d'eau, de manière à obtenir une bouillie blanche qu'on laissera reposer pendant une heure et qu'on jette ensuite dans un filtre ; on recueille alors 1 litre d'un liquide jaune verdâtre, marquant 5,5 à l'aéromètre Baumé et titrant 7,7 de chlore au kilogramme. Cette dissolution, même diluée au dixième, est très efficace pour la désinfection des matières fécales.

Lait de chaux fraîchement préparé avec un volume de chaux éteinte et quatre volumes d'eau (à 20 0/0).

Pour avoir du lait de chaux actif, on prend de la chaux de bonne qualité, on la fait déliter en l'arrosant petit à petit avec la moitié de son poids d'eau. Quand la délitescence est effectuée, on met la poudre dans un récipient soigneusement bouché et placé dans un endroit sec. Comme un kilogramme de chaux qui a absorbé 500 grammes d'eau pour se déliter a acquis un volume de 2 litres 200, il suffit de le délayer dans le double de son volume d'eau, soit 4 litres 400 pour avoir un lait de chaux qui soit environ à 20 0/0.

Lessive de soude en solution à 10 0/0 (et teintée, par exemple, avec un peu de teinture de tournesol, pour éviter des erreurs) pour les crachats spécialement, qu'elle dissout, fluidifie et stérilise, qu'elle empêche également d'adhérer aux crachoirs dont le nettoyage est considérablement facilité.

Ne pas employer ici le bichlorure de mercure ou sublimé corrosif, qui attaque les métaux, qui surtout coagule et fixe les matières albuminoïdes.

Lorsque les déjections à désinfecter sont solides, leur immersion totale dans le désinfectant doit se prolonger pendant six heures au moins. Pour les matières liquides, une heure de contact suffira. Le rejet dans les cabinets d'aisances n'aura lieu qu'après.

2° *Pour les linges (chemises, draps le lits, taies d'oreillers, essuie-mains, mouchoirs, etc.).*

Ebullition pendant une heure au moins dans une lessive chaude au carbonate de soude ou à la cendre de bois, ou dans une forte savonnerie.

Trempage prolongé (six heures au moins) dans le crésylol sodique à 4 0/0, qui désinfecte et solubilise les taches d'albumine au cas ou le linge est souillé par les déjections, par du sang ou du pus (produits albumineux) réalisant ainsi l'essangeage ; la machine à laver ou, à défaut, le lavage et l'exposition au soleil viennent ensuite compléter la désinfection. Se rappeler, au cas où l'on voudrait utiliser l'étuve à vapeur sous pression, que l'essangeage est pour les linges souillés un temps préliminaire obligatoire ; ils ne peuvent subir immédiatement l'étuvage, car la vapeur fixerait les taches, les rendrait indélébiles.

Trempage prolongé (six heures au moins) dans le *formol* du commerce à 40 0/0 d'aldéhyde formique à la dose de 40 grammes de formol pour 1 litre d'eau.

Rinçage terminal dans l'eau pure.

3° *Pour les vêtements en toile ou assimilables.*

Ebullition ou trempage dans une solution antiseptique, comme pour les linges.

4° *Pour les vêtements en drap, laine ou matières analogues.*

Passage à l'étuve à vapeur. — La vapeur sous pression à 115°, agissant pendant 10 à 15 minutes, procure une stérilisation absolue ; aucun germe ne lui résiste. Mais elle détériore et met rapidement hors d'usage les tissus organiques, la laine.

Pour éviter ou plutôt pour limiter cet inconvénient, on peut utiliser la vapeur à 100 degrés en laissant ouvert l'orifice de purge d'air de l'étuve : elle détériore peu les objets. Avec un contact d'une heure elle est sûrement efficace contre les microbes à l'état bacillaire, contre le vibrion cholérique par conséquent. Pour tuer les microbes sporulés, il faudrait procéder par stérilisation discontinue.

Il n'est pas superflu d'ajouter que si l'on veut obtenir de la vapeur sous pression une stérilisation absolue, l'étuve doit être bien conduite. Au début de l'opération, le robinet de purge d'air ne doit être fermé que lorsque le jet de vapeur s'échappe avec un sifflement continu ; c'est l'indication que tout l'air est sorti. Emprisonné dans l'étuve, l'air se dilaterait sous l'influence de la chaleur et agirait sur le manomètre, auquel on ne saurait plus demander alors des indications fidèles de la température : on le verrait marquer 1 atmosphère avant que la température ait atteint 100 degrés.

Passage dans l'étuve à formol. — Il existe actuellement des modèles d'étuves à formol qui, par l'action combinée de l'humidité, de la chaleur (à un degré inoffensif pour les tissus) et de certains corps empêchant la polymérisation de l'aldéhyde formique, procurent une désinfection efficace en profondeur, quelquefois limitée il est vrai aux germes à l'état bacillaire.

5° *Pour les fourrures, chaussures, objets d'habillement en cuir, en caoutchouc, en moleskine, les chapeaux en soie ou en feutre et les casquettes, les uniformes, les vêtements confectionnés avec des tissus délicats, tels que la soie, la peluche, le velours.*

Action de l'aldéhyde formique gazeuse, obtenue à l'aide de l'un des appareils autorisés officiellement suivant les conditions données à cette autorisation.

6° *Pour les ustensiles de toilette, de cuisine, de tables ou autres.*

Utiliser comme pour les linges, soit l'ébullition, soit l'immersion dans le formol du commerce ou dans l'eau de Javel étendue d'eau.

7° *Pour les menus objets à usage personnel des malades (livres, jouets, crayons, fournitures de bureau, porte-monnaie, et le cas échéant, les billets de banque ou valeurs qui auraient pu être contaminés).*

Action de l'aldéhyde formique gazeuse. Toutefois, les jouets, livres et autres menus objets qui n'auraient pas de valeur seront de préférence brûlés.

8° *Pour les personnes qui soignent ou visitent le malade.*

Après savonnage et brossage (ongles courts), *sublimé* en solution d'un gramme par litre d'eau additionnée de 10 grammes de chlorure de sodium (sel de cuisine, 2 cuillerées à café environ) ou d'un gramme d'acide tartrique ou d'un gramme d'acide chlorhydrique, ou *alcool*, à 70° ou au-dessus, ou *permanganate de potasse* en solution aqueuse à 10 pour 1.000 (décoloration par le bisulfite de soude ou par l'eau oxygénée).

9° *Pour la figure et la barbe des personnes qui soignent ou visitent le malade.*

Sublimé en solution de 1 gramme par litre d'eau après savonnage.

10° *Pour les objets de literie (matelas, oreillers, traversins).*

Passage à l'étuve à vapeur ou à formol. — A défaut d'étuve, enlèvement des enveloppes, qui seront soumises à un *trempage prolongé dans une solution désinfectante*, et trempage plus court des laines, crins, etc.

11° *Pour les couvertures, tapis, rideaux, tentures.*

Passage à l'étuve à vapeur ou plutôt à formol. — A défaut d'étuve, *trempage* ou *lavage* à l'aide d'une *solution désinfectante*, comme pour les vêtements (s'il n'existe pas de taches d'albumine, préférer la solution de formol, car le crésylol peut tacher la laine) ;

Ou bien ébullition totale ou partielle dans l'eau de lessive ou dans une solution de savon mou préparée avec 250 grammes de savon pour 10 litres d'eau (on peut les laisser tremper pendant 2 heures, puis porter le liquide à l'ébullition).

12° *Pour les planchers, parois, murs, poignées de porte, portes, meubles (table de nuit, lit, etc.).*

Employer les lavages avec une des solutions antiseptiques suivantes toutes les fois qu'on aura à désinfecter un local qu'on ne pourrait pas clore hermétiquement ou qui serait malpropre, encombré et ne pourrait rester longtemps inoccupé, à défaut enfin d'appareil ou de préparations formogènes :

Lavage au crésylol sodique à 4 pour 100 ;

Lavage à l'eau de Javel étendue d'eau (au trentième ou au cinquantième) ;

Lavage au formol du commerce à 40 pour 100 d'aldéhyde formique, à la dose de 40 grammes de formol pour un litre d'eau ;

Lavage au chlorure de chaux au centième ;

Lavage au sublimé au millième (pour tout ce qui n'est pas métal attaquable) ;

Badigeonnage des murailles non tapissées au *lait de chaux* fraîchement préparé.

Il est désirable que le local à désinfecter soit évacué et demeure clos pendant deux ou trois heures avant l'entrée des désinfecteurs, afin d'assurer, par le repos de l'air, la chute de toutes les poussières qui s'y trouvent en suspension.

Pour la désinfection par lavages, les désinfecteurs feront usage de deux seaux, l'un pour le liquide désinfectant, l'autre pour l'eau pure destinée au rinçage des linges et brosses.

L'application de la solution désinfectante doit être autant que possible, précédée, pour les peintures et les boiseries, d'un lessivage préalable avec une solution alcaline.

Les lavages antiseptiques s'exécutent à la main, méthodiquement. Après avoir passé le linge, la brosse à main ou le pinceau (qui doit être préféré), de haut en bas, sur une partie de la paroi, on les rince dans l'eau pure, puis on les trempe à nouveau dans le liquide désinfectant et l'on passe à la surface voisine.

13° *Pour les embarcations et les chariots porte-brancards.*

Même traitement que pour les planchers, parois et meubles : désinfection par lavages antiseptiques.

14° *Pour l'ensemble des locaux et objets les garnissant.*

Dégagement de l'aldéhyde formique à l'aide d'appareils spécialement autorisés à cet effet et suivant les conditions données à cette autorisation (1) (désinfection efficace en surface).

A défaut d'aldéhyde formique, utiliser l'acide sulfureux : brûler de 40 à 60 grammes de soufre par mètre cube. La désinfection par l'acide sulfureux donne d'assez bons résultats en surface. On augmente ses effets antiseptiques en chauffant l'air de la chambre et en y dégageant de la vapeur d'eau : il se forme une petite quantité d'anhydride sulfurique. Le grand mérite de l'acide sulfureux est d'être un parasiticide excellent. On n'aura recours à la désinfection d'un local par un gaz antiseptique, tel que et de préférence l'aldéhyde formique, que si ce local peut être clos hermétiquement.

Les objets qui le garnissent doivent être disposés de telle manière que leur surface soit largement exposée partout à l'action du gaz.

Le lit et les meubles adossés aux murs en sont écartés, les tiroirs des armoires complètement tirés.

Toutes les précautions doivent être prises pour que l'espace à désinfecter demeure hermétiquement clos pendant toute la durée de l'opération : toutes les ouvertures, fentes, lézardes, tous les mal-joints en un mot doivent être recherchés et obsturés soigneusement.

L'herméticité tant réalisée, aussi parfaite que possible, les désinfecteurs quittent le local en y laissant leurs vêtements de travail étalés sur un support et après lavage des mains, de la figure, de la barbe, avec une solution de sublimé au 1,000e. Ils ferment la porte, la calfeutrent soigneusement du dehors, bouchent le trou de la serrure avec une bourre de ouate.

Les conditions de fonctionnement de l'appareil formogène ou d'application du procédé, la dose à employer, la durée de l'opération doivent être rigoureusement telles que l'autorisation officielle les énumère.

Lorsque le temps de contact indiqué sur le certificat d'autorisation sera écoulé, les portes et les fenêtres seront rapidement ouverts de manière à organiser une aération active.

15° *Pour les cabinets d'aisances, latrines, fosses.*

Lavage à l'aide d'une solution forte (*Crésylol sodique* à 4 0/0 ou *eau de Javel au 30e*) du siège et des abords. On peut appliquer toutes les mesures de désinfection indiquées ci-dessus pour les chambres de malades.

Projections d'huile de schiste à raison d'un kilogramme par mètre superficiel de fosse pour la destruction des larves de mouches.

---

(1) Les étuves et les appareils servant au dégagement des gaz antiseptiques (aldéhyde formique gazeuse ou autres), ne peuvent être mis en service que s'ils ont reçu l'autorisation officielle exigée par la loi du 15 février 1902 et le décret du 9 mars 1903. Leur fonctionnement doit être rigoureusement conforme aux conditions spécifiées dans le certificat de vérification dont ils ont fait l'objet en conséquence.

16° *Pour les vidoirs, éviers, rigoles.*

Lavage à une solution forte (*crésylol sodique* à 4 0/0 ou *eau de Javel au 30e*).

17° *Pour l'eau de bain employée pour le traitement.*

Addition après usage et avant de vider la baignoire, de *crésylol sodique* dans la proportion de la solution à 1 0/0.

MINISTÈRE DE LA GUERRE

INSTRUCTION

du 20 octobre 1909 complétant celle du 30 mars 1895 relative aux mesures à prendre en temps d'épidémie (prophylaxie du choléra). *Bulletin officiel du Ministère de la Guerre*, n° 47 (8 novembre 1909).

L'instruction ministérielle du 30 mars 1895 a prévu les mesures à prendre en vue de la prophylaxie du choléra. Depuis cette époque, les données sur l'épidémiologie de cette affection et sur son agent pathogène se sont précisées.

En conséquence, les prescriptions de l'instruction précitée sont complétées par les prescriptions suivantes :

1° Dès qu'un cas de choléra est signalé dans une localité du territoire par les autorités civiles, les mesures prescrites par les circulaires des 4 décembre 1903 et 2 février 1908 doivent être prises d'urgence. Aucune permission ne sera accordée pour les localités contaminées qui seront consignées à la troupe. Des ordres seront provoqués en vue de surseoir, le cas échéant, aux appels des hommes des réserves ainsi qu'à l'incorporation des jeunes soldats qui résident dans les villages où un ou plusieurs cas de choléra ont été signalés.

Tout homme qui rentrera au corps, après un séjour dans une localité contaminée, sera mis en observation à l'hôpital, et ne rejoindra son unité que si l'analyse a montré l'absence de l'agent pathogène dans ses déjections.

2° Dès qu'un cas de choléra est signalé dans une ville de garnison, l'eau de boisson doit être soumise à l'ébulition dans tous les établissements militaires qui ne sont pas dotés d'appareils de stérilisation.

La prime éventuelle n° 1 sera attribuée aux troupes de la garnison.

Les militaires seront éclairés sur le danger qu'il y a de consommer l'eau non épurée en ville ou dans les débits. Les maisons et les quartiers où des cas de choléra ont été signalés seront consignés à la troupe. Les civils ne seront pas autorisés à pénétrer dans les casernes.

Les mesures les plus sévères seront prises pour assurer dans les établissements militaires le bon fonctionnement des égouts, l'éloignement des matières usées, la propreté des locaux et l'hygiène individuelle. Les bains de rivière seront supprimés.

L'alimentation sera l'objet de la surveillance la plus active ; on écartera systématiquement de l'alimentation les légumes qui sont consommés crus. Le lait ne sera distribué qu'après ébulition préalable. Les cantiniers seront soumis à ces obligations.

La prophylaxie du choléra à la caserne repose sur le diagnostic précoce des premiers cas, l'isolement rapide des malades, la désinfection des locaux et des objets qui ont été souillés par leurs déjections ou leurs vomissements, la recherche des cas atypiques ou des cas bénins qui évoluent sous l'aspect clinique de diarrhées simples ainsi que des porteurs de germes dans l'entourage du malade. Dès qu'un homme présente les symptômes d'une maladie soupçonnée d'être le choléra, il doit être isolé dans un local de l'infirmerie en attendant son transfert à l'hôpital. Le transport d'un malade à l'état d'algidité doit être différé jusqu'à ce que sa température soit devenue normale. A cet effet, en temps d'épidémie, une des chambres d'isolement de l'infirmerie sera munie d'un poêle monté et prêt à être allumé.

La voiture qui sert au transport des malades sera munie de bouillottes et de couvertures, elle subira une désinfection rigoureuse ; le plancher et les parois seront nettoyés à l'éponge avec une solution de formol ou de chlorure de chaux.

Tous les vêtements, le linge de corps, la fourniture subiront la désinfection à l'étuve.

La chambre occupée par le malade sera immédiatement abandonnée et ne sera réoccupée qu'après désinfection rigoureuse. Le plancher sera lavé avec une solution chaude de soude ou de chlorure de zinc.

Les latrines de l'unité contaminée seront désinfectées de suite au lait de chaux.

Le diagnostic clinique sera confirmé sans délai par l'examen bactériologique des déjections. A cet effet, dans chaque garnison, le médecin chef du service hospitalier tiendra à la disposition des médecins dans les corps de troupe un nécessaire permettant l'envoi des selles dans des conditions de sécurité désirables et qui sera fourni par le laboratoire régional de bactériologie. Une petite quantité de matière fécale est suffisante pour l'analyse (2 à 3 centimètres cubes) ; elle sera renfermée dans un flacon en verre bien bouché, enveloppé dans une boîte métallique, puis entouré d'une boîte en bois.

Une latrine spéciale sera rigoureusement réservée aux hommes de la chambrée contaminée, qui ne devront avoir aucun contact avec les hommes des autres unités, ni avec l'extérieur jusqu'à ce que l'examen de leurs déjections ait montré l'absence de l'agent spécifique du choléra. Cette recherche sera faite dans les laboratoires régionaux ou sur place par un bactériologiste.

Si plusieurs cas sont observés dans une unité, il y aura lieu de prescrire son isolement dans un camp si la température et les conditions d'installation le permettent.

Les malades atteints ou suspects de choléra seront traités à l'hôpital dans des locaux réservés et par un personnel spécial ;

leurs excréta subiront une désinfection rigoureuse avant leur rejet dans les latrines. Qu'ils soient confirmés ou simplement suspects, tous les cas devront être signalés immédiatement, par télégramme, au sous-secrétaire d'Etat (7e direction) qui prendra aussitôt les dispositions utiles en vue du traitement par la sérothérapie. Si l'isolement ne peut être strictement réalisé, les cholériques seront traités dans des baraques démontables. Le malade convalescent d'entérite cholérique ne devra quitter l'hôpital qu'après que l'examen bactériologique de ses selles, pratiqué à deux reprises différentes et à huit jours d'intervalle, aura donné un résultat négatif.

L'attention des médecins militaires est appelée sur les dispositions du décret du 27 août 1909 et de la circulaire du Ministre de l'intérieur du 27 août 1909 relatifs aux mesures prophylactiques contre le choléra.

En exécution des articles 9 et 10, l'organisation préventive, la direction et le contrôle des mesures applicables dans chaque département à la prophylaxie du choléra dans la population civile, sont confiés à un délégué spécial désigné par le préfet et agréé par le ministre.

Il appartiendra aux médecins chefs du service de santé des places, des hôpitaux, hospices et infirmeries-hôpitaux de se mettre, le cas échéant, en relation avec le délégué départemental, afin que, dans chaque ville de garnison, les mesures de prophylaxie intéressant l'armée et la population civile soient prises de concert dans les conditions les plus rapides et partant les plus efficaces.

LE CHOLÉRA EN EUROPE

par CHANTEMESSE et BOREL.

C'est en septembre 1904 que l'épidémie actuelle de choléra a pénétré en Russie par Bakou, en venant de la Perse. Il paraît s'éteindre en 1906, mais se réveille tout à coup en juillet 1907, et sévit en 1908 et 1909 à peu près sur toute la surface de l'Empire. Il gagne la Suède, l'Allemagne, la Hollande et la Belgique.

Pourquoi tant de victimes en certaines régions et si peu dans d'autres ?

En Allemagne et en Hollande l'extension s'est faite suivant deux modes différents :

1° Par propagation, le choléra gagnant de proche en proche, sans à-coup et sans qu'on puisse retrouver le fil conducteur ;

2° Par transport par un navire ou dans un train : par exemple en Hollande, à Rotterdam, par le navire *Eberfeld*.

Ce navire, désinfecté et en libre pratique, avait évidemment à bord des porteurs de bacilles, bien portants en apparence, qui contaminèrent les ouvriers occupés au déchargement.

Il est intéressant de noter les conditions particulières dans lesquelles ce vapeur a apporté la contagion à Rotterdam.

« Le navire l' « Elberfeld », accusé d'avoir transporté le choléra à Rotterdam, est un de ces cargo-boats qui, durant l'été, parcourent la Baltique et la Mer du Nord, portant çà et là des cargaisons de bois. En juillet 1909, ce navire avait passé une huitaine de jours à Saint-Pétersbourg et la majeure partie de son équipage appartenait à la population de cette dernière ville. Le 16 juillet, ce navire quitte la capitale Russe et, lorsqu'il arrive en Hollande, le 23 du même mois, on constate à son bord la présence d'un cas de choléra. Le navire est mis en quarantaine à Hook-of-Hollande ; le malade meurt, la désinfection du navire est opérée, l'eau potable est évacuée, et libre pratique est accordée au cargo-boat qui commence son déchargement à Rotterdam. Plusieurs jours se passent ; tout à coup quatre enfants de la ville sont atteints de choléra et, précisément, le père et le frère aîné de ces enfants avaient travaillé au déchargement de l' « Elberfeld », mais n'avaient été atteints eux-mêmes d'aucune maladie apparente. Il est donc vraisemblable d'admettre que le matelot décédé n'était pas le seul infectieux de son bord.

Ses camarades ayant vécu de la même vie que lui à Saint-Pétersbourg étaient probablement contaminés comme lui ; mais au lieu de présenter d'une manière manifeste, les symptômes du choléra, ils étaient de simples porteurs de bacilles, bien portants en apparence, suffisants néanmoins pour infecter les ouvriers qui avaient vécu autour d'eux pendant le déchargement.

« Voici le fait qui projette un jour singulier sur la possibilité de cette contagion : la mère des enfants cholériques, bien que non atteinte elle-même, fut isolée avex eux et reconnue bientôt comme porteuse de bacilles. »

Le choléra a envahi la Hollande, mais ne l'a frappée que faiblement, pourquoi ? C'est que les Hollandais ont concentré la lutte contre le malade et son entourage.

« Les cas de choléra devaient être déclarés, sous peine de pour-
« suites, par toute personne qui pouvait en avoir connaissance.

« Le suspect était isolé, ainsi que toute sa maison, jusqu'à la
« fin de l'examen bactériologique.

« Si l'examen était positif, la maison était évacuée et désinfec-
« tée ; les personnes ayant été en contact avec le malade isolées
« dans un pavillon d'observation.

On isola ainsi 114 personnes pour un seul cas.

Aussi, sur 250,000 habitants à Rotterdam, il n'y eut que 31 cas et 14 décès.

« La lutte contre le choléra s'est donc exercée en Hollande
« d'une manière admirable, parce que tout avait été prévu d'a-
« vance : programme précis, agents d'exécution éduqués et subis-
« sant une impulsion scientifique commune, détails matériels et
« surtout détails financiers. Pas une heure précieuse ne fut réelle-
« ment perdue, pas un effort ne fut entravé sous le prétexte d'at-
« tendre l'autorisation de frais nécessaires et non prévus. Par les
« exemples de l'Allemagne, de la Hollande et de la Belgique, nous
« savons désormais comment peut être instituée une méthode
« défensive *efficace* contre le choléra dont les foyers se réveillent
« avec activité en ce moment même en Russie.

(*Bulletin de l'Académie de Médecine*,
séance du 19 juillet 1910.)

MODÈLES DE PASSEPORTS ET AVIS SANITAIRES

A Remettre au Passager

(Recto)

RÉPUBLIQUE FRANÇAISE — MINISTÈRE DE L'INTÉRIEUR

DIRECTION DE L'HYGIÈNE PUBLIQUE

PORT OU POSTE SANITAIRE

d ....

PASSEPORT SANITAIRE

M ...., *venant d* ....

a déclaré se rendre à.., *département d*..............................

rue ...., *n°* ...., *où il devra faire l'objet, pendant une durée de*..................*jours, à compter de la présente date, de la surveillance sanitaire prescrite dans les conditions ci-après.*

Date : ....

LE CHEF DU SERVICE SANITAIRE,

IL EST ENJOINT aux personnes munies du présent Passeport, **sous peine d'encourir les pénalités de la loi du 3 mars 1822 rappelées ci-contre,** de se soumettre aux visites de contrôle sanitaire que la municipalité de leur résidence habituelle ou passagère a le devoir de faire pratiquer dès leur arrivée ou leur passage.

Si le lieu de destination ne peut être précisé au moment du passage à la frontière ou si par imprévu celui qui a été indiqué sur le Passeport vient à être modifié en cours de route pour une ou plusieurs des personnes qu'il comprend, **il est enjoint sous les mêmes peines** à tout voyageur se trouvant dans ce cas de déclarer son adresse exacte à la Mairie **dès son arrivée** (pour Paris, à la Préfecture de police, bureau de l'hygiène quai du Marché-Neuf, n° 2).

La surveillance spéciale que comportent ces prescriptions a exclusivement pour objet de sauvegarder la santé publique, en empêchant qu'un cas de maladie pestilentielle puisse se propager faute d'avoir été connu et combattu dès son apparition. En raison de l'intérêt général et éminemment humanitaire qu'elle présente aucune exception ne doit être faite.

Il est recommandé aux autorités d'apporter à leur mission la plus grande courtoisie et le souci de ne causer aux intéressés que la moindre gène possible.

Par contre les mesures les plus sévères seront prises pour rechercher et punir tous ceux qui tenteraient, notamment par des déclarations fausses ou inexactes, de se soustraire aux prescriptions ci-dessus et qui dès lors, dûment avertis, seraient sans excuse.

(Verso)

Timbre du Service sanitaire chargé de la délivrance du Passeport.

PASSEPORT SANITAIRE

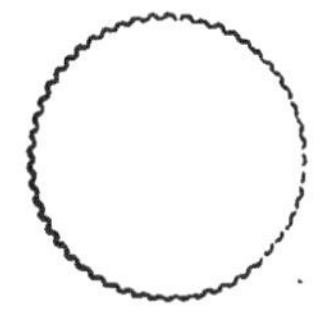

Visa du Passeport par l'autorité locale à l'arrivée du voyageur :

(Date, signature et observations, s'il y a lieu.)

AVIS IMPORTANT. — Lire attentivement les indications ci-contre pour éviter les conséquences graves pouvant résulter des infractions commises.

Faire viser en tout cas le Passeport par l'autorité locale aussi bien dans un but de contrôle que pour dégager éventuellement la responsabilité des intéressés.

Conserver dans le même but le Passeport pendant un mois au moins.

EXTRAIT DE LA LOI DU 3 MARS 1822

SUR LA POLICE SANITAIRE

Pénalités applicables aux cas prévus par les prescriptions du Passeport sanitaire.

. . . .

Art. 14. — SERA PUNI D'UN *emprisonnement de trois à quinze jours et d'une amende de cinq à cinquante francs* QUICONQUE.... AURAIT CONTREVENU, EN MATIÈRE SANITAIRE, AUX RÈGLEMENTS GÉNÉRAUX OU LOCAUX, AUX ORDRES DES AUTORITÉS COMPÉTENTES.

(Recto)

[*MAIRES*]

RÉPUBLIQUE FRANÇAISE — MINISTÈRE DE L'INTÉRIEUR

DIRECTION DE L'HYGIÈNE PUBLIQUE

PORT OU POSTE SANITAIRE

d..

N° ....

AVIS SANITAIRE

Monsieur le Maire de la Commune d ...., *est informé que M*.., *venant d*.. *et muni d'un Passeport sanitaire a déclaré se rendre dans cette Commune, rue* ...., *n°* .... , *et devra y faire l'objet, dès son arrivée et à compter de la présente date pendant une durée de*.................*jours, de la surveillance sanitaire indiquée ci-après.*

Date :..............................

LE CHEF DU SERVICE SANITAIRE,

En conformité des règlements applicables aux personnes provenant de pays étrangers où règnent des maladies pestilentielles, il est enjoint à l'autorité municipale du lieu où se rendent ces personnes, à titre définitif ou passager, de faire exercer à leur égard une surveillance sanitaire spéciale consistant à s'assurer que, pendant le délai fixé, elles ne sont atteintes d'aucune affection suspecte et à provoquer, le cas échéant, toutes mesures d'isolement et de prophylaxie nécessaires.

Le présent avis a pour objet de mettre l'autorité à même d'appliquer immédiatement cette surveillance et de viser le Passeport sanitaire délivré aux intéressés qui y sont soumis, **le tout sous les peines portées à l'article 14 de la loi du 3 mars 1822** sur la police sanitaire.

(Verso)

Timbre
du Service sanitaire

AVIS SANITAIRE

Monsieur le MAIRE

de la Commune d ....

département d ....

La surveillance spéciale que comportent les prescriptions rappelées au verso a exclusivement pour objet de sauvegarder la santé publique en empêchant qu'un cas de maladie pestilentielle puisse se propager faute d'avoir été connu et combattu dès son apparition. En raison de l'intérêt général et éminemment humanitaire qu'elle présente aucune exception ne doit être faite.

Il est recommandé aux autorités d'apporter a leur mission la plus grande courtoisie et le souci de ne causer aux intéressés que la moindre gêne possible.

Par contre des mesures sévères seront prises pour rechercher et punir tous ceux qui tenteraient de se soustraire aux prescriptions ci-dessus, notamment par les déclarations fausses ou inexactes.

Les sanctions applicables en vertu de la loi du 3 mars 1822 sur la police sanitaire sont ainsi conçues :

. . . .

Art. 14. — Sera puni d'un emprisonnement de trois a quinze jours et d'une amende de cinq a cinquante francs quiconque...., aurait contrevenu, en matière sanitaire, aux règlements généraux ou locaux, aux ordres des autorités compétentes.

M 185 X

TABLE DES MATIÈRES

IMPRIMERIE FONTANA FRÈRES ET Cie, 3, RUE PELISSIER, ALGER

www.ingramcontent.com/pod-product-compliance
Ingram Content Group UK Ltd.
Pitfield, Milton Keynes, MK11 3LW, UK
UKHW012250240726
13966UKWH00004B/1360